H. Hurmer – Ch. Roth
BLÜTEN IN BEWEGUNG

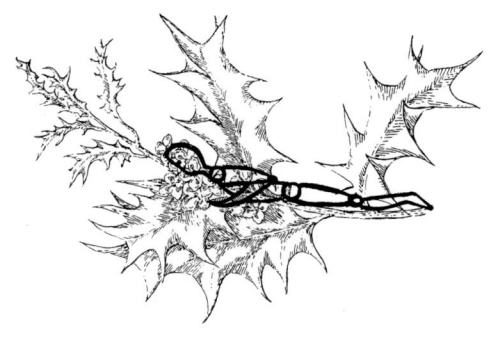

Blüten in Bewegung

Ein praktisches Handbuch für Körperarbeiten in Verbindung mit Bachblüten

Heide Hurmer (Bachblüten) und
Christine Roth (Körperarbeiten)

Leykam

Einbandfoto: Impatiens (Foto: Helmut Hartl)
Einbandgestaltung: Gerolf Wicher, Graz
Zeichnungen: Andrea Roth

© by Leykam Buchverlagsgesellschaft m.b.H., Graz 1997
Druck: Gorenjski tisk, Kranj
ISBN 3-7011-7362-1

Inhalt

Blüten in Bewegung 7
Vorwort 11

Agrimony – Odermennig 12
Aspen – Espe 16
Beech – Rotbuche 20
Centaury – Tausendguldenkraut 24
Cerato – Bleiwurz 28
Cherry Plum – Kirschpflaume 32
Chestnut Bud – Knospe der Roßkastanie 36
Chicory – Wegwarte 40
Clematis – Weiße Waldrebe 44
Crab Apple – Holzapfel 48
Elm – Ulme 52
Gentian – Enzian 56
Gorse – Stechginster 60
Heather – Heidekraut 64
Holly – Stechpalme 68
Honeysuckle – Geißblatt 72
Hornbeam – Hainbuche 76
Impatiens – Drüsentragendes Springkraut 80
Larch – Lärche 84
Mimulus – Gefleckte Gauklerblume 88
Mustard – Wilder Senf 92
Oak – Eiche 96
Olive – Olive 100
Pine – Schottische Kiefer 104
Red Chestnut – Rote Kastanie 108
Rock Rose – Gelbes Sonnenröschen 112
Rock Water – Wasser aus heilkräftigen Quellen .. 116
Scleranthus – Einjähriger Knäuel 120
Star of Bethlehem –Doldiger Milchstern 124
Sweet Chestnut – Edelkastanie 130

Vervain – Eisenkraut 134
Vine – Weinrebe 138
Walnut – Walnuß 142
Water Violet – Sumpfwasserfeder 146
White Chestnut – Roßkastanie 150
Wild Oat – Wilder Hafer 154
Wild Rose – Heckenrose 158
Willow – Gelbe Weide 162
Rescue Remedy – Erste Hilfe oder Notfalltropfen 166

Körperarbeit 174
Literaturverzeichnis 176
Bildnachweis 176

Blüten in Bewegung

1	**Agrimony – Odermennig** Mitte-Meditationsübung – OM	Yoga
2	**Aspen – Espe – Zitterpappel** Rückkehr des Frühlings	Hui Chun Gong
3	**Beech – Rotbuche** Fisch (Kehlkopfchakra)	Yoga
4	**Centaury – Tausendguldenkraut** Heuschrecke (Sakralchakra)	Yoga
5	**Cerato – Bleiwurz** Blatt oder Embryohaltung	Yoga
6	**Cherry Plum – Kirschpflaume** Atemübung mit Streckbeuge	Yoga
7	**Chestnut Bud – Roßkastanie** Wadenpumpe	WS-Gymnastik
8	**Chicory – Wegwarte** 6. und 7. Übung der 12 Diamanten	Yoga
9	**Clematis – Weiße Waldrebe** 2. Übung der 5 Tibeter	5 Tibeter
10	**Crab Apple – Holzapfel** Reinigungsatmung	Atemübung
11	**Elm – Ulme** Baum	Yoga
12	**Gentian – Bitterer Enzian** Atemschaukel	Atemübung
13	**Gorse – Stechginster** Blume	Yoga

14	Heather – Heidekraut Wirbelsäulenatmung II (Springbrunnen)	Atemübung
15	Holly – Stechpalme Kobra (Herzchakra)	Yoga
16	Honeysuckle – Geißblatt Drehsitz (Basiszentrum)	Yoga
17	Hornbeam – Hainbuche Berg	Yoga
18	Impatiens – Drüsentragendes Springkraut Zinnsoldat – Heldenstellung	Yoga
19	Larch – Lärche Expansionsatmung „Flügge werdender Vogel"	Atemübung
20	Mimulus – Gefleckte Gauklerblume Stärkung der Nieren	Hui Chun Gong
21	Mustard – Wilder Senf 1. Übung der 5 Tibeter	5 Tibeter
22	Oak – Eiche Eule	Yoga
23	Olive – Olive WS-Atmung IV, kl. Energiekreislauf im Sitz.	Atemübung
24	Pine – Schottische Kiefer Schulterstand (Stirnchakra)	Yoga
25	Red Chestnut – Rote Kastanie Das Herz beleben	Hui Chun Gong
26	Rock Rose – Gelbes Sonnenröschen Die Zange (Sonnengeflecht, Nabelchakra)	Yoga

27	**Rock Water – Wasser aus heilkräftigen Quellen** Freie Bewegung nach Musik	Yoga
28	**Scleranthus – Einjähriger Knäuel** Der Phönix breitet seine Flügen aus	Hui Chun Gong
29	**Star of Bethlehem – Doldiger Milchstern** 12 Diamanten, 8.-12. Übung	Yoga
30	**Sweet Chestnut – Edelkastanie** 5. Übung der 12 Diamanten	Yoga
31	**Vervain – Eisenkraut** Meditative Ruhe – Atmung	Atemübung
32	**Vine – Weinrebe** Drachenschwimmen	Hui Chun Gong
33	**Walnut – Walnuß** Energieweckende Vorbeugeübung mit Atemkontrolle	Yoga
34	**Water Violet – Sumpfwasserfeder** Hase (Scheitelzentrum – Kronenchakra)	Yoga
35	**White Chestnut – Kastanie** 1. u. 2. Übung der 12 Diamanten mit Vorbereitung	Yoga
36	**Wild Oat – Wilder Hafer** Konzentration auf die Kerze	Yoga
37	**Wild Rose – Heckenrose** 3.u. 4. Übung der 12 Diamanten	Yoga
38	**Willow – Gelbe Weide** Katzenbuckel – Katzen-Streckung	Yoga-Atem-übung
39	**Rescue – Erste Hilfe oder Notfalltropfen** 12 Diamanten – alle Übungen	Yoga

Vorwort

Als Heide mich anregte, die „Blüten in Bewegung" zu bringen, habe ich dieser Idee mit Begeisterung zugestimmt.

Mit viel Einfühlungsvermögen suchte ich aus einem breiten Spektrum mir zur Verfügung stehender Möglichkeiten die mir passend erscheinende(n) Übung(en) aus. Du solltest an Dir ausprobieren, ob Dir diese Übungen Spaß machen.
In den Übungen sind sehr oft meine eigenen Gedanken integriert. Du mußt sie natürlich nicht annehmen, sondern kannst Dir auch Deine eigenen bilden.

Die Körperarbeit soll helfen, die Wirkung der Bachblüten zu unterstützen.

Dreißig Speichen treffen die Nabe,
die Leere dazwischen macht das Rad.
Lehm formt der Töpfer zu Gefäßen,
die Leere darinnen macht das Gefäß.
Fenster und Türen bricht man in Mauern,
die Leere damitten macht die Behausung.
Das Sichtbare bildet die Form eines Werkes.
Das Nicht-Sichtbare macht seinen Wert aus.
(Laotse)

Agrimony

Der Odermennig schenkt mir das Bewußtsein, daß ich das sein darf, was ich bin. Ich bin das, was sich meine Seele ersehnt. Es ist niemand da, der mir vorschreibt, wie und was ich sein soll. Ich lege all das ab, was nicht zu mir gehört, alle meine Masken, Verkrampfungen und Hemmungen der Seele, alle Probleme und Mißgeschicke. Ich lebe mein „Ich" selbst und bin unabhängig von allem. Frei und eins mit Gott, der mir seine Liebe schenkt, die mich stärkt und mir die Kraft gibt zu bestehen. Ich bin in meiner Mitte. Niemand und nichts hat die Macht, meinen Frieden zu stören.

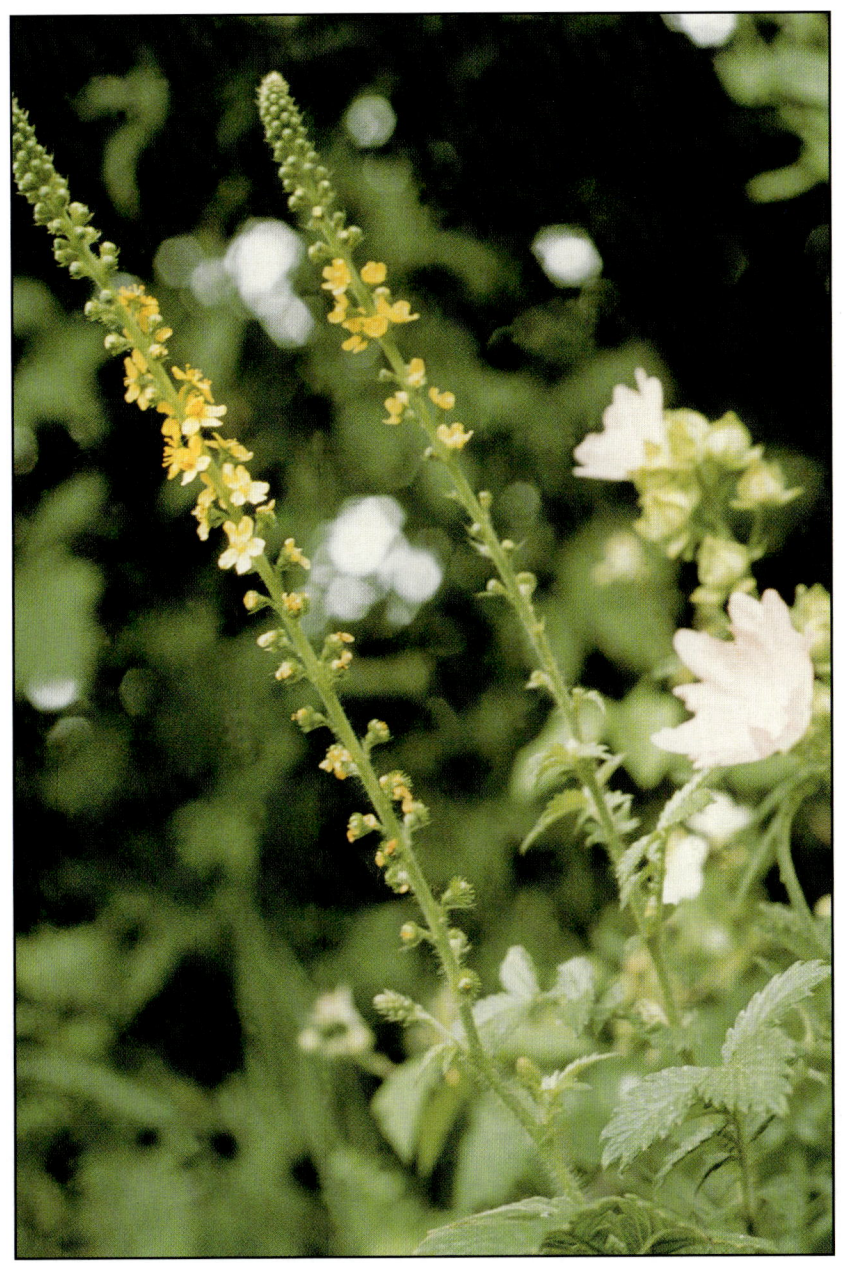

1. Agrimony – Odermennig

Blütenpotential:

Positiver Zustand: Konfliktfähigkeit, Freude, Objektivität, innerer Friede
Negativer Zustand: Nagende Gedanken, man nimmt die dunklen Seiten des Lebens nicht zur Kenntnis und überspielt sie mit falscher Fröhlichkeit.

Körperarbeit:
In die Mitte, in die Tiefe wachsen

„Mitte-Meditationsübung"

Ausführung:
Setze Dich entweder im Kniesitz oder im Schneidersitz auf den Boden. Falls Dir das unmöglich ist, setze Dich auf einen Sessel. Der Oberkörper sollte in jedem Fall aufrecht sein. Senke das Kinn leicht zur Brust, dadurch wird der Nacken lang.
Atme ruhig und bewußt in den Bauchraum hinein. Lege Deine Hände auf den Bauch. Lenke Deine ganze Aufmerksamkeit in Deine Körpermitte. Spüre Deine Atmung, spüre wie Dein Bauch sich hebt und senkt beim Ein- und Ausatmen. Denke: *„Ich bin in meinem Mittelpunkt, in meiner Seele tiefstem Grund."*
Atme tief ein – ausatmen auf O M. (Zuerst mit offenen Lippen auf OOOO... ausatmen, dann Lippen schließen und den Rest der verbliebenen Luft auf MMMM... ausatmen.)

Übe am Anfang 3–5x, dann sooft Du magst.

*Die Silbe OM öffnet das innerste
Wesen des Menschen
den Schwingungen einer höheren Wirklichkeit.
Es ist der Ausdruck der
Aufnahmebereitschaft und der Hingabe,
einer Blume vergleichbar,
die ihren Kelch dem Lichte öffnet
und alle willkommen heißt.*

(Lama Govinda)

Aspen

Die Espe führt mich durch die Dunkelheit und verströmt ihr Licht, daß es hell wird und die vagen Nebel sich auflösen. Sanft werde ich in mir Unbekanntes geführt und eine Freude durchströmt meine Gedanken, daß alles gut ist. So werde ich offen für alles Geschehen und meine Ängste schmelzen dahin in fließendes allgöttliches Vertrauen. Klar erkenne ich die Wahrheit, die Einheit der Schöpfung und ihre Liebe.

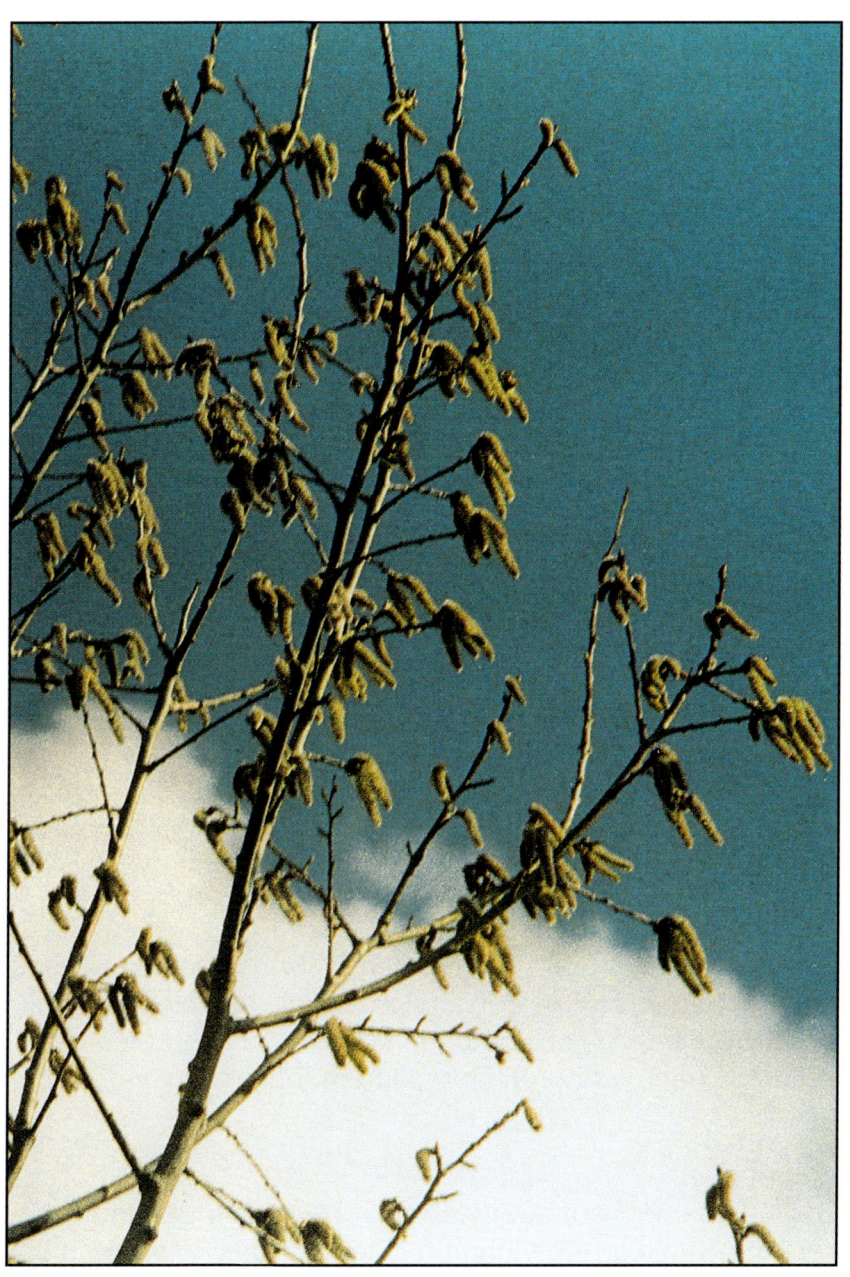

2. Aspen – Espe – Zitterpappel

Blütenpotential:

Positiver Zustand: Furchtlosigkeit, Überwindung. Man kann mit seiner eigenen Sensibilität gut umgehen.
Negativer Zustand: Unbewußte Angstvorstellungen, kollektive Ängste

Körperarbeit:
Die Angst abschütteln

„**Rückkehr des Frühlings**" – Ernährung der Niere durch den Atem.

Ausführung:
Stelle Dich aufrecht hin, beide Füße in Schulterbreite parallel auf den Boden stellen. Die Arme locker seitlich neben dem Körper herabhängen lassen. Lächeln mit der Vorstellung von Jugendlichkeit und Frische. Atme tief ein und sinke locker in die Knie herab. Aus den Kniekehlen 164x wippen.

Zur Beachtung:
Bei Schwangerschaft, egal welcher Woche, während des Wochenbettes und in den ersten Tagen der Menstruation, besonders bei starker Blutung, ist das Üben verboten. Dasselbe gilt nach größeren Operationen, besonders im Bauchbereich.

Wirkung:
Der Körper wird aufnahmefähig für neue Energie und reguliert die Funktion der inneren Organe. Das Immunsystem

wird nachhaltig entgiftet und gestärkt. Die Übung regt die Sexualfunktion an und unterstützt das Abnehmen. Schulterbeschwerden werden gebessert, ebenso Rückenschmerzen und Spannungszustände im Bauchraum. Es ist die wichtigste Übung des Hui Chun Gong.

1–2x täglich üben. Während der ersten Übungswochen viel Wasser trinken.

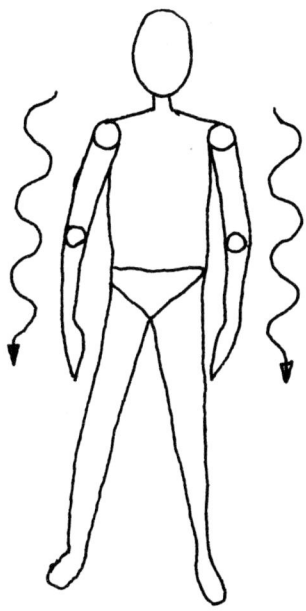

Beech

Die Rotbuche breitet ihren dichten Blätterteppich aus und führt mich darauf zur Toleranz. Sie läßt mich Werte erkennen und Nachsicht üben. Sie läßt mich das Gute und Schöne sehen und die Herrlichkeit in allem finden. Ich kann die Unvollkommenheiten des Lebens vergessen. Meine Gefühle werden fein und zart und ich weiß, daß alles seine Gültigkeit hat.

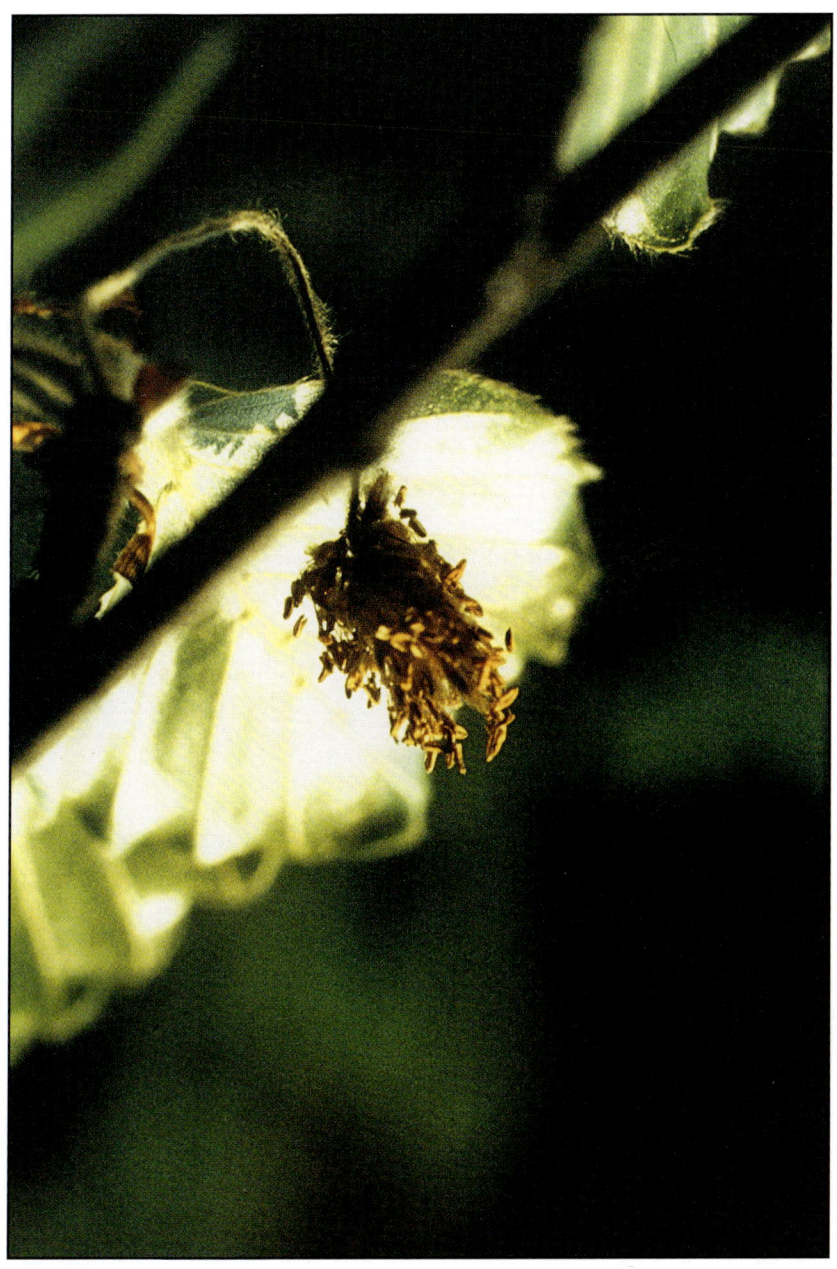

3. Beech – Rotbuche

Blütenpotential:

Positiver Zustand: Mitgefühl, Toleranz, Nachsichtigkeit
Negativer Zustand: Engstirnigkeit, Härte

Körperarbeit:
Sich öffnen

„Der Fisch"

Aktivierung und Öffnung im Kehlkopfchakra (Chakra – Sanskritausdruck = Rad). Dieses Chakra geht von der Halswirbelsäule aus und öffnet sich nach vorne in den Kehlkopf wie eine Blüte. Das Energiezentrum im Kehlkopfbereich ist das Zentrum der Geduld und Güte. Die zugeordnete Farbe ist hellblau.

Ausführung:
Lege Dich auf den Rücken, die Beine ruhen lang ausgestreckt nebeneinander. Lege Deine Hände in die Leistenbeugen, hebe Deinen Brustkorb vom Boden weg und stelle Deinen Kopf mit dem Scheitel auf dem Boden ab. Schultern, Arme und das Gesicht entspannen, den Mund leicht öffnen. Das Gewicht Deines Körpers ruht auf dem Kopf, den Ellbogen und dem Gesäß. Die Atmung ist leicht. Affirmation: *„Ich denke"*.

Wirkung:
Wohltuend für Menschen mit Atembeschwerden, stimuliert die Schilddrüse, entwickelt den Brustkorb und die Brüste,

regt die Verdauung an, fördert die Durchblutung des Kopfes, lockert die Nackenpartie, bewirkt eine Erweiterung des Brustraumes.

Täglich üben.

Centaury

Das Tausendguldenkraut kennt die Bitternisse des Lebens und verhilft mir zur Zielstrebigkeit, daß ich meine eigene Lebensaufgabe bewältigen kann. Ich übertreibe nicht mehr in meiner Demut und Bescheidenheit. Ich zeige Mitgefühl und Geduld, Sanftmut und Güte, doch lasse ich diese Eigenschaften nicht zu Schwäche werden. Das spendet mir Kraft und ich folge dem Ruf nach Freiheit und Vollkommenheit. Ich lebe meine eigene Persönlichkeit und stelle sie in den Dienst der Liebe, ohne mich selbst zu verlieren.

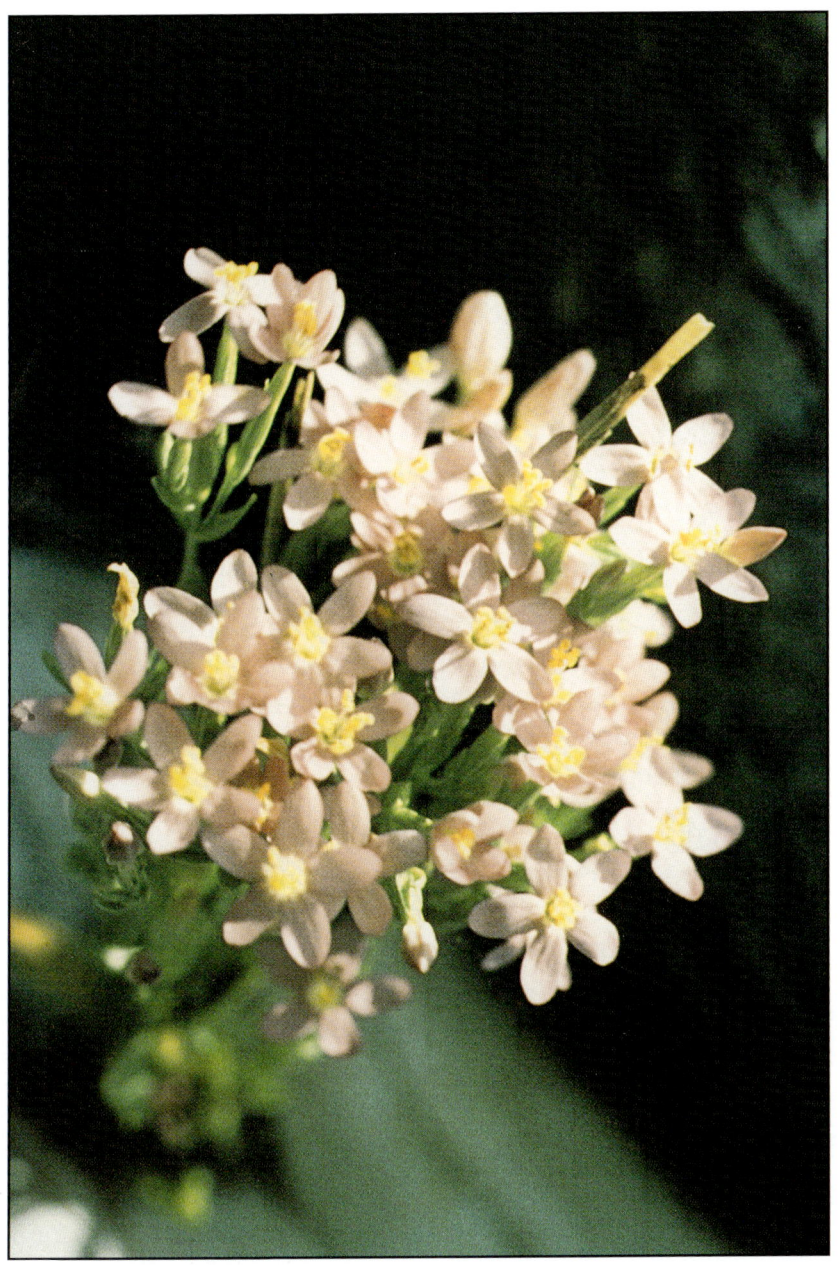

4. Centaury – Tausendguldenkraut

Blütenpotential:

Positiver Zustand: Selbstbestimmung, Selbstverwirklichung, man kann zur richtigen Zeit auch „Nein" sagen
Negativer Zustand: Die Beziehung zum eigenen Willen ist gestört, devote Unterordnung

Körperarbeit:
Stärkung des Willens

„Die Heuschrecke"

Aktivierung des Kreuzbeinzentrums. Das Sakralchakra geht vom Kreuzbein aus und öffnet sich wie eine Blüte nach vorne in den Unterbauch. Das Sakralchakra ist das Bewußtseinszentrum der Kraft und des Willens. Die zugeordnete Farbe ist orange.

Ausführung:
Bauchlage, Kinn am Boden, Arme neben dem Körper, Hände zu Fäusten geballt unterhalb der Hüftknochen ablegen. Schultern gegen den Boden drücken. Die geschlossenen, gestreckten Beine gleichzeitig aus der Hüfte nach oben heben und halten. Kräftige Atmung im Bauchraum. 3–5 Atemzüge lang halten.
Langsam steigern. Affirmation: *„Ich will"*.

Wirkung:
Stärkung und Kräftigung der Wirbelsäule und des Rückens. Die Nieren und Nebennieren werden angeregt. Die Übung

strafft das Gesäß, festigt und reduziert die Hüften und fördert die Verdauung. Die Leistungsaktivität wird gesteigert.

Täglich üben.

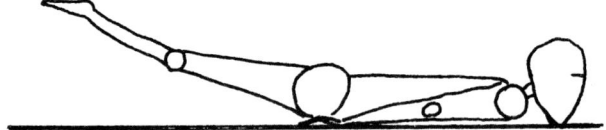

Cerato

Die blauen Blüten der Bleiwurz führen mich zu meiner inneren Weisheit. Ich werde sicher in meinen Entscheidungen und gehe gezielt in meinem Leben voran. Sie führen mich weg von äußeren Unwichtigkeiten. Sie führen mich ganz tief in meine Seele und ich schenke meine ganze Aufmerksamkeit meiner eigenen Wahrheit. Die blauen Blüten der Bleiwurz lehren mich, mir selbst zu vertrauen.

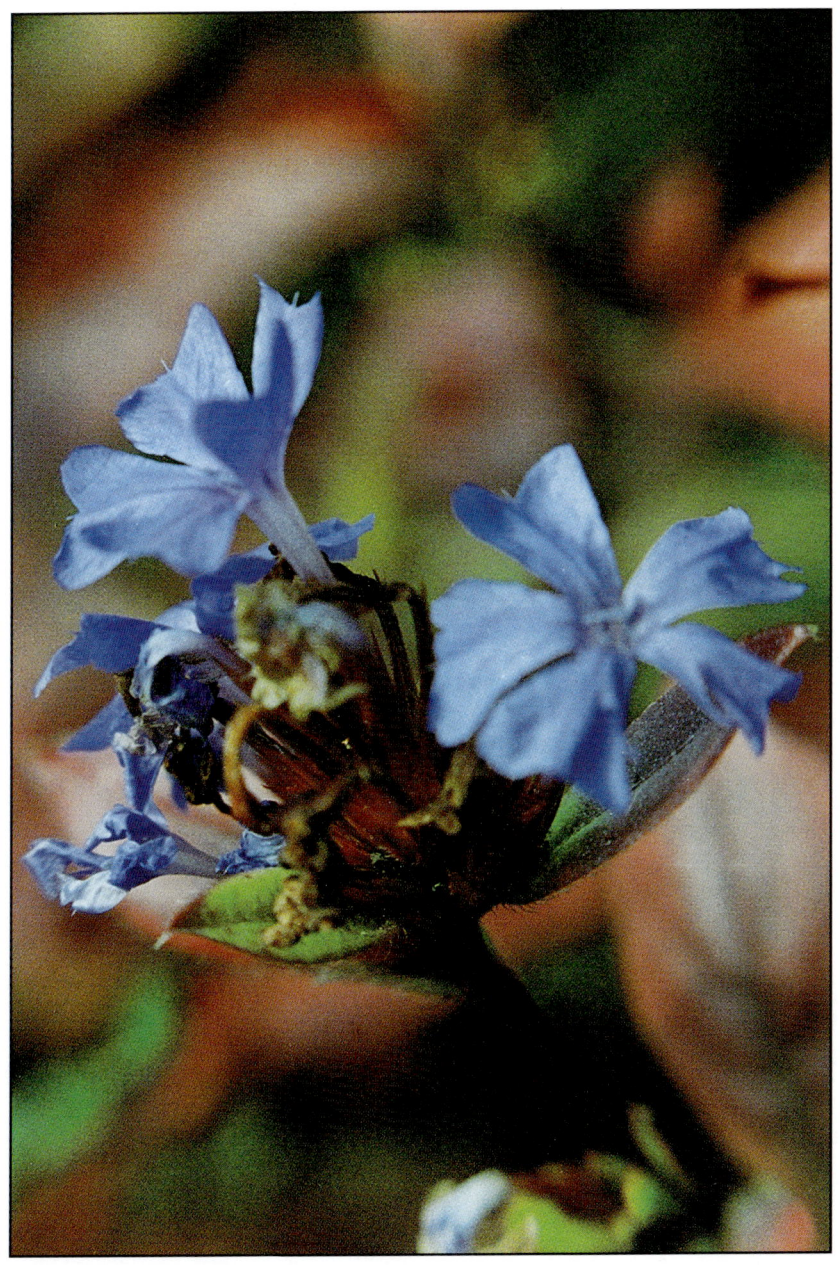

5. Cerato – Bleiwurz

Blütenpotential:

Positiver Zustand: Innere Gewißheit, man läßt sich von seiner inneren Stimme führen.
Negativer Zustand: Schwierigkeiten, eigene, richtige Erkenntnisse zu akzeptieren. Man läßt sich leicht verunsichern.

Körperarbeit:
Hören der inneren Stimme

„Das Blatt oder die Embryostellung" – auch Yoga Mudra genannt.

Ausführung:
Knie Dich auf den Boden und setze Dich auf die Fersen. Lege nun den Kopf mit der Stirne vor den Knien auf den Boden. Die Arme ruhen entspannt neben den Beinen auf dem Boden. Die Handflächen weisen nach oben. Lasse Deine Schultern locker und gelöst nach unten hängen. Atme tief und ruhig in den Bauch und Beckenraum. Versuche loszulassen, ganz für Dich selber dazusein.
Denke Dir diesen Satz, diese Affirmation: *„Ich bin still und höre meine eigene Wahrheit."*
Bleibe solange in dieser Stellung, wie es Dir angenehm ist, solange Du magst. Wenn Du die Übung beendest, hebe den Kopf langsam auf. Zur Entspannung kannst Du Dich auf den Rücken legen. Die Hände ruhen auf dem Bauch, Du läßt den Atem kommen und gehen, ohne ihn zu beeinflussen.

Wirkung:
Diese Übung bringt neue Energie. Sie wirkt ausgleichend und entspannend für die gesamte Rückenmuskulatur und für die Wirbelsäule. Das Herz wird entlastet. Die Energiezentren werden entstaut und harmonisiert. Diese Haltung fördert die Durchblutung des Kopfes und verbessert dadurch den Teint. Sie hilft auch bei müden Beinen und Krampfadern.

Täglich üben.

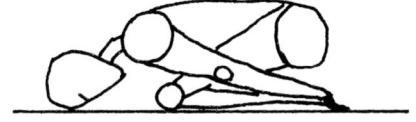

Cherry Plum

Die Blüte der Kirschpflaume kommt mir zu Hilfe, wenn ich unter geistigem Druck stehe und eine Macht verspüre, die mich zwingt, meine Vernunft zu vergessen, Dinge zu tun, die ich im Grunde nicht tun will. Die Reinheit der weißen Blüte bringt mir Ruhe und Ausgeglichenheit und nichts kann mich mehr erschüttern. Zarte Sonnenstrahlen des Frühlings erwärmen sanft mein Gemüt und künden vom Frieden nach langen Winterstürmen. Ich erhalte die Fähigkeit, allen Belastungen standzuhalten und mit Kraft und Mut die Schwierigkeiten in meinem Leben zu meistern. Meine Gefühle genießen die Freiheit. Jetzt kann ich sie endlich zulassen. Friede ist eingekehrt, Versöhnung als göttliche Aufforderung. Alles ist ruhig und voll Hoffnung.

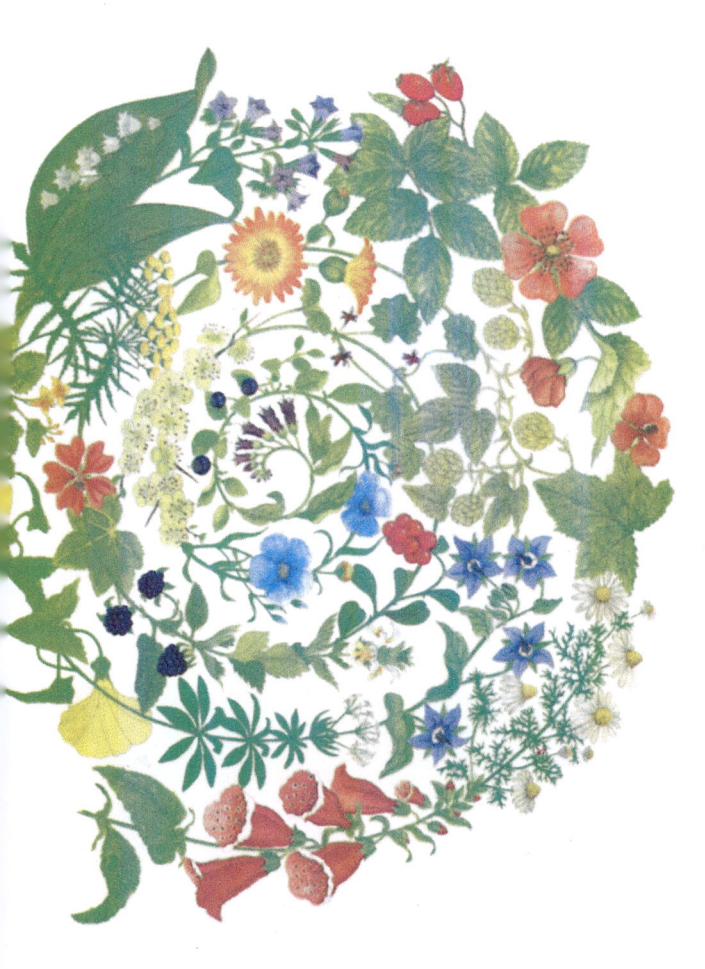

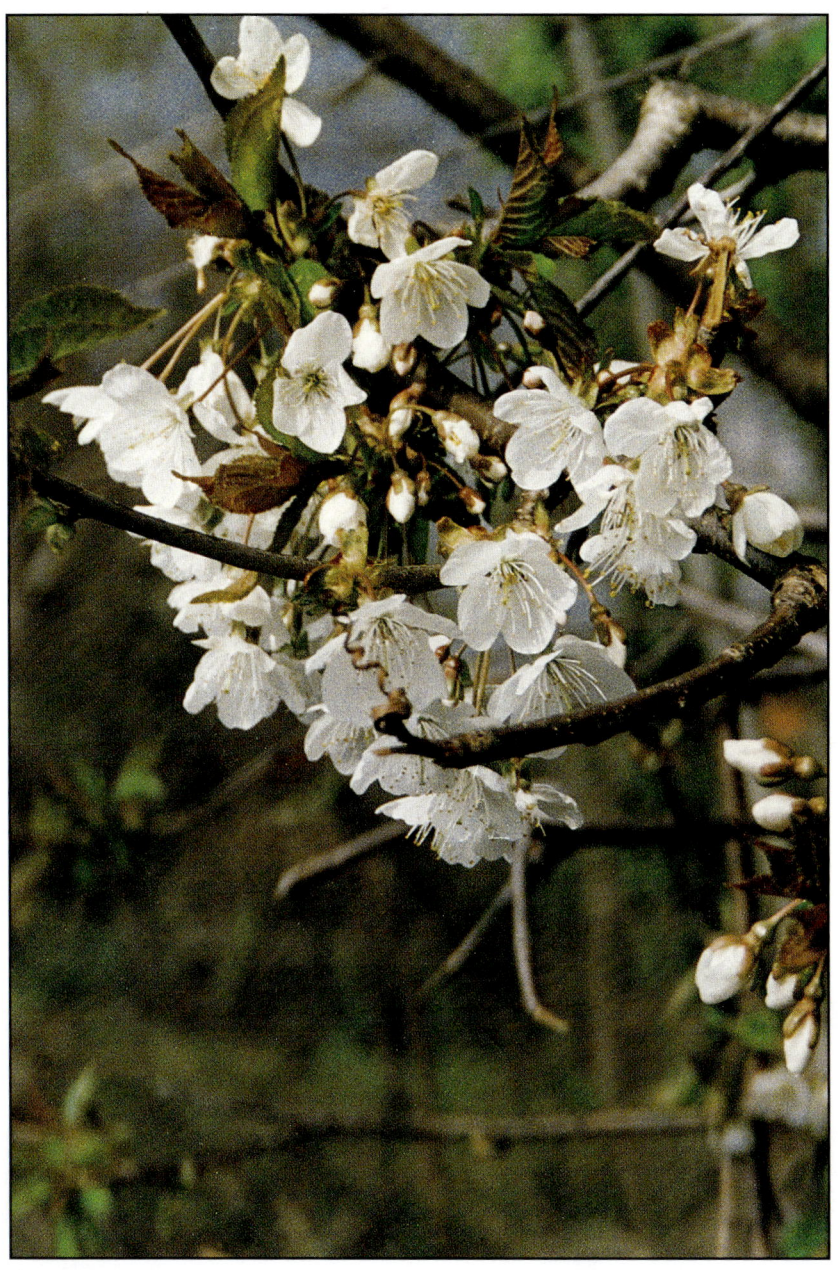

6. Cherry Plum – Kirschpflaume

Blütenpotential:

Positiver Zustand: Offenheit, Ausgeglichenheit
Negativer Zustand: Man versucht zwanghaft seine Gefühle zu unterdrücken und hat ein gestautes unbeherrschtes Temperament.

Körperarbeit:
Seelenmüll loslassen

„Streck-Beuge im Stehen mit Atemübung"

Ausführung:
Stelle Dich mit geschlossenen Beinen und Füßen hin. Hebe ganz langsam beim Einatmen die Arme nach oben über den Kopf, bis die Handflächen zur Decke gerichtet sind. Strecke Dich ein wenig durch. Beim Ausatmen langsam mit den Armen nach unten kommen. Beuge Dich aus der Taille nach vorn, lasse dabei zuerst den Kopf hängen und rolle dann Wirbel für Wirbel langsam ab, bis die Hände den Boden berühren. Habe keinen falschen Ehrgeiz und mache keine ruckartigen Bewegungen. Irgendwann wirst Du es schaffen den Boden zu berühren. Übe mit der Vorstellung, eine Marionette zu sein, die nach oben gezogen wird. Beim Beugen werden die Schnüre, an denen Du in Deiner Vorstellung hängst, ganz lang und Du sinkst ganz locker nach unten.
Beim Einatmen kannst Du Dir vorstellen: *„Ruhe und Kraft durchströmen mich."*
Atme aus mit der Vorstellung: *„Loslassen und frei werden."*

5–10 Atemzüge lang üben, oder länger.

Wirkung:
Diese Übung vermittelt neue Energie. Die Wirbelsäule wird mobilisiert und gelenkig. Die Durchblutung des Kopfes wird gefördert, sie ist also gut gegen Falten und schafft einen gesunden Teint. Die Übung wirkt auch verdauungsanregend und hilft gegen Fettleibigkeit.

Täglich üben, wenn möglich bei offenem Fenster.

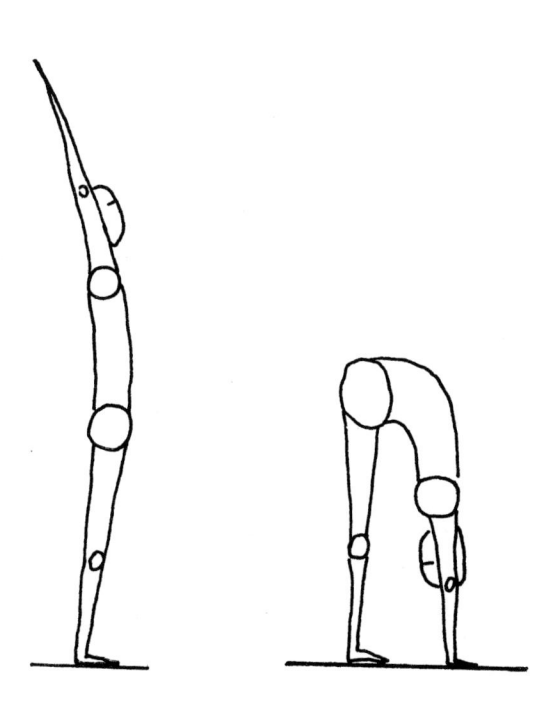

Chestnut bud

Ich brauche sehr viele Erfahrungen, um zu lernen, ich lerne langsam und alles geschieht wieder und wieder. Mit der Knospe der Kastanie entfalte ich mich zu blühendem Leben! Lerne die Knospe zur Blüte zu öffnen. Erkenne die Botschaft und werde wach und lebendig in meinem Tun. Seit ich die Kraft der Kastanienknospe in mir habe, hat sich mein Leben verändert: eine Reise hat begonnen und ich schreite vorwärts zur Wonne meiner Seele.

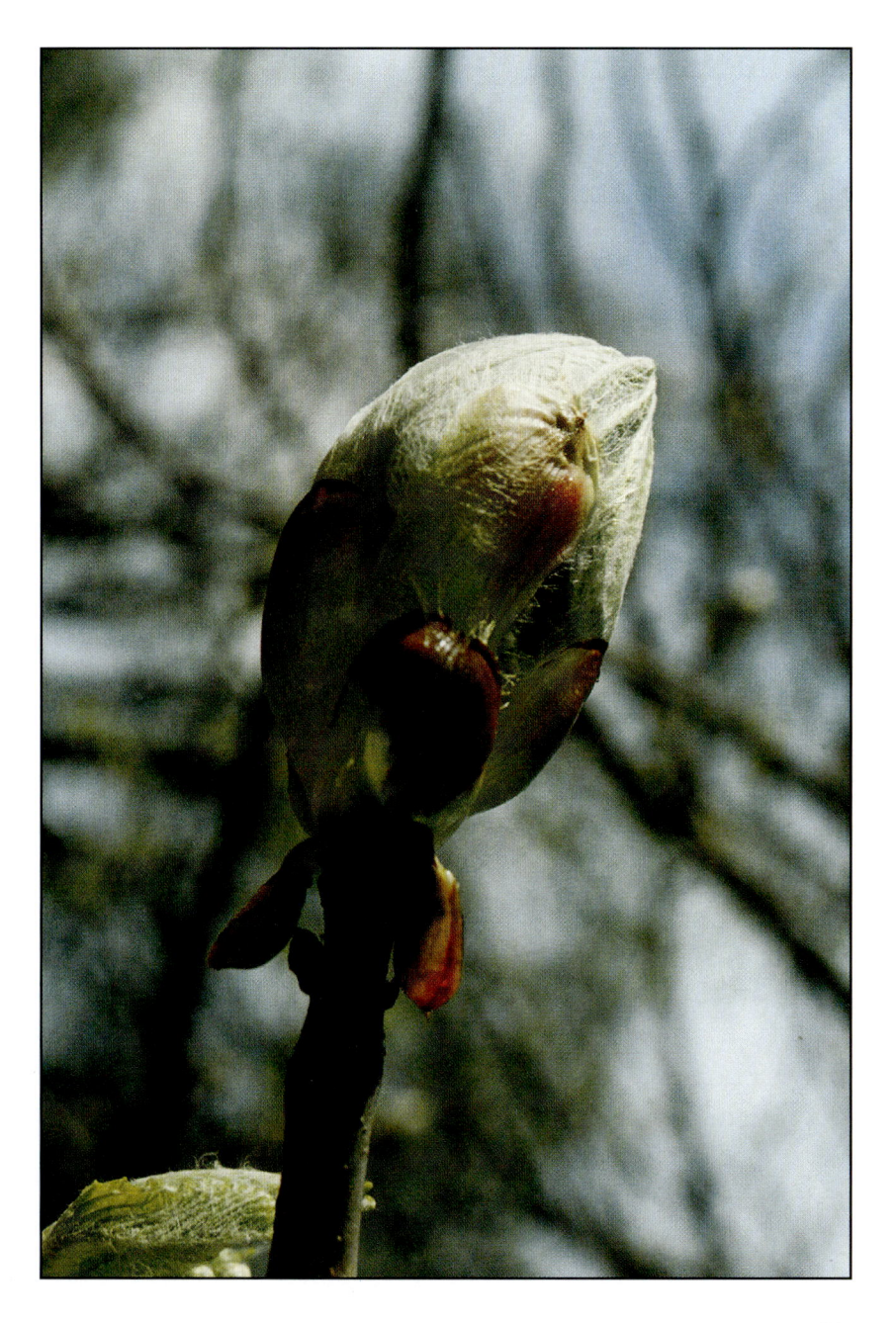

7. Chestnut Bud – Knospe der Roßkastanie

Blütenpotential:
Positiver Zustand: Gute Lernfähigkeit auf allen Gebieten.
Negativer Zustand: Lernschwierigkeiten. Viele Erfahrungen sind notwendig, um einen Fortschritt zu erzielen.

Körperarbeit:
Mit Leichtigkeit lernen

„Die Wadenpumpe"

Ausführung:
Großer Ausfallschritt, d.h. rechten Fuß nach vorne stellen, Knie beugen, linkes Bein so weit nach hinten strecken, daß die Ferse vom Boden abhebt. Die Zehen sind am Boden. Beide Füße stehen parallel nach vorne gerichtet. Beuge nun den Oberkörper nach vorne, so daß die Wirbelsäule eine gerade Linie bildet. Du kannst Dich auch an einer Sessellehne anhalten. Einatmen, presse nun die Ferse beim Ausatmen sanft gegen den Boden, während Du Dich nach vorne lehnst. Wenn Du lockerläßt, hebe die Ferse und atme tief ein. Je mehr Du das vordere Knie beugst, desto mehr Dehnung ergibt sich an der Rückseite der Wade. Noch 2x wiederholen. Seite wechseln. Jede Seite wird 3x geübt.

Wirkung:
Durch die Wadenpumpe wirst Du aktiver und motivierter. Außerdem wird die Wadenmuskulatur gedehnt und die Venenpumpe in Gang gesetzt.

Jeden Tag üben, immer dann, wenn Du das Gefühl hast, es würde Dir gut tun.

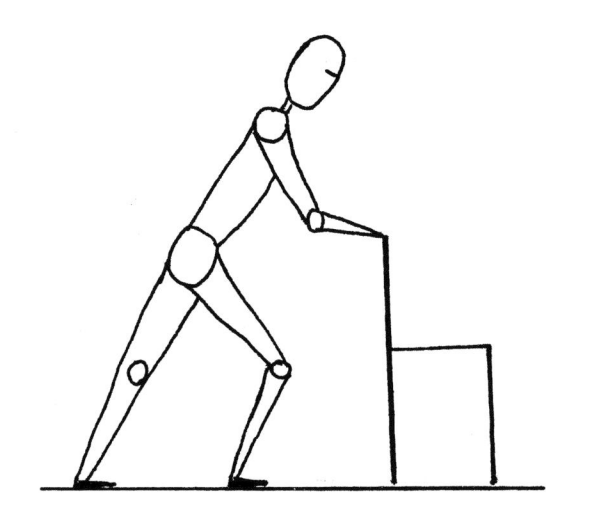

Chicory

Die leuchtenden blauen Blüten der Wegwarte sind wie Strahlen der Kraft. Sie geben mir die Liebe zum Dienst an der Menschheit und die Erkenntnis, mir selbst zu genügen. Ich schenke um des Schenkens willen, weil es mich freut, Freude zu bereiten. Meine Zuneigung gebe ich ohne Gegenleistung zu erwarten zur richtigen Zeit. Meine Liebe strömt aus meinem Herzen und ich breite die Arme aus, um sie der Welt zu schenken. Das Blau der Blüten umhüllt uns und läßt uns die Geborgenheit der spirituellen Liebe fühlen.

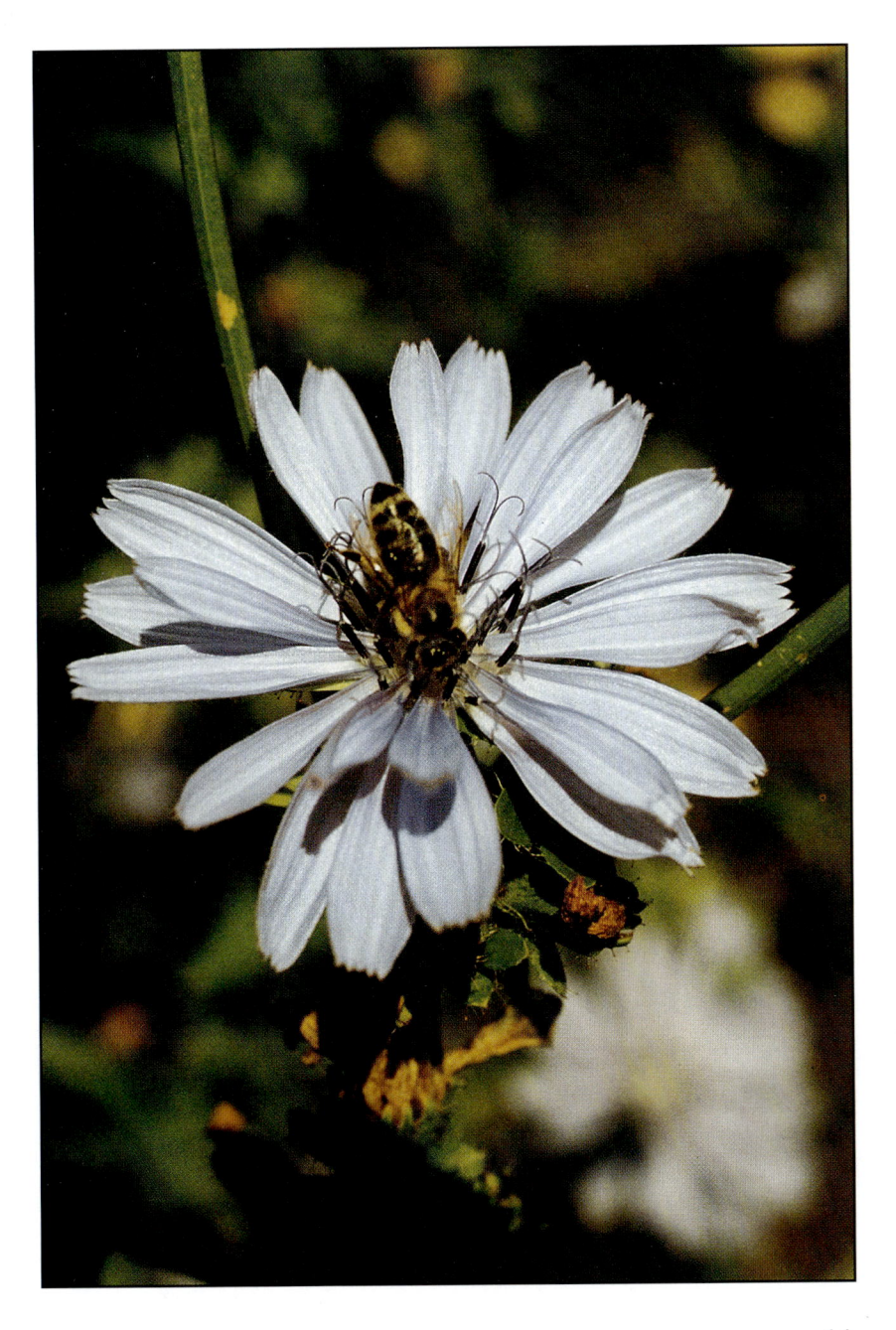

8. Chicory – Wegwarte

Blütenpotential

Positiver Zustand: Man läßt dem anderen seine Freiheit und hilft bedingungslos. Mütterlichkeit und selbstlose Liebe
Negativer Zustand: Eigenliebe, sowie manipulierendes Selbstmitleid

Körperarbeit:
Liebe verschenken

„6. und 7. Übung der 12 Diamanten"

Ausführung:
6. Diamant: „Den Herzenslotus freilegen"
Bringe Deine Fingerspitzen zur Mitte Deines Brustkorbes, an Dein Brustbein. Deine Fingernägel berühren sich leicht. Atme ein und nimm mit dem Einatmen all Deine Liebe, die Du in Deinem Herzen verspürst, in Deine Fingerspitzen auf. Mit dem Ausatmen bringe Deine Arme in großem Bogen nach außen. Breite Deine Arme aus, öffne Dich und schenke Deine Liebe weiter.
Beim Einatmen mit einem seitlichen Halbkreis wieder mit den Fingern zum Brustbein kommen. Wiederhole diese Übung 3–5x. Zum Abschluß verweile noch ein paar Atemzüge lang an Deinem Brustbein.
Schließe die folgende Übung an.

7. Diamant: „Das Universum hereinholen."
Bringe mit dem Einatmen beide Arme seitlich ausgestreckt über den Kopf, halte sie dort einige Atemzüge lang. Hole Dir

gedanklich Energie und göttliche Liebe aus dem All, lade Dich förmlich auf.
Beim nächsten Ausatmen zurückkommen, die Fingerspitzen berühren wieder das Brustbein. Integriere Deine neue Energie und Liebe in Deine Herzgegend. 3–5x üben.
Anschließend bleiben Deine Fingerspitzen eine Weile an Deinem Brustbein. Wenn Du möchtest, lege Deine Hände noch ein wenig an die Stellen Deines Körpers, wo es Dir gerade angenehm ist, und spüre nach.

Mach Dir das tägliche Üben zur Gewohnheit!

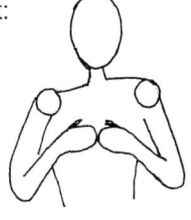

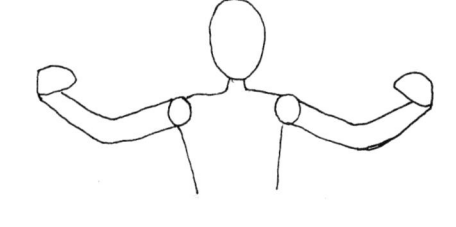

6. Diamant:

7. Diamant:

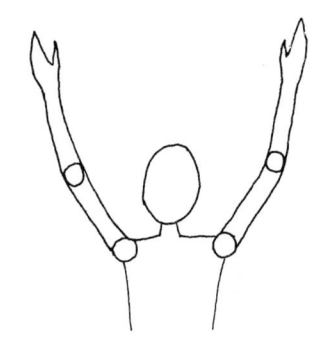

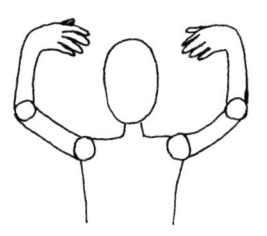

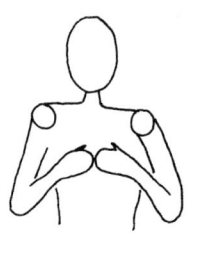

Clematis

Das Gefühl, wie eine Wolke zu sein, erfaßt mich. So weich und so zart schwebe ich dahin in Licht und Luft. Meine Träume begleiten mich und ich reise in das Reich der Phantasien. Die Sehnsucht nach Drüben läßt alles um mich vergessen und ich verliere mich in die andere Welt. Die sich rankende wilde Waldrebe mit ihren flauschigen, weißen Blüten verbindet mich wieder mit der Erde. Ich bin in der Wirklichkeit und nehme am irdischen Leben teil. Meine Gedanken halte ich fest, daß sie nicht mehr in die magische Traumwelt entfliehen. Ich wende der Erde mein Antlitz zu und weiß, daß ich hier eine Aufgabe zu erfüllen habe.

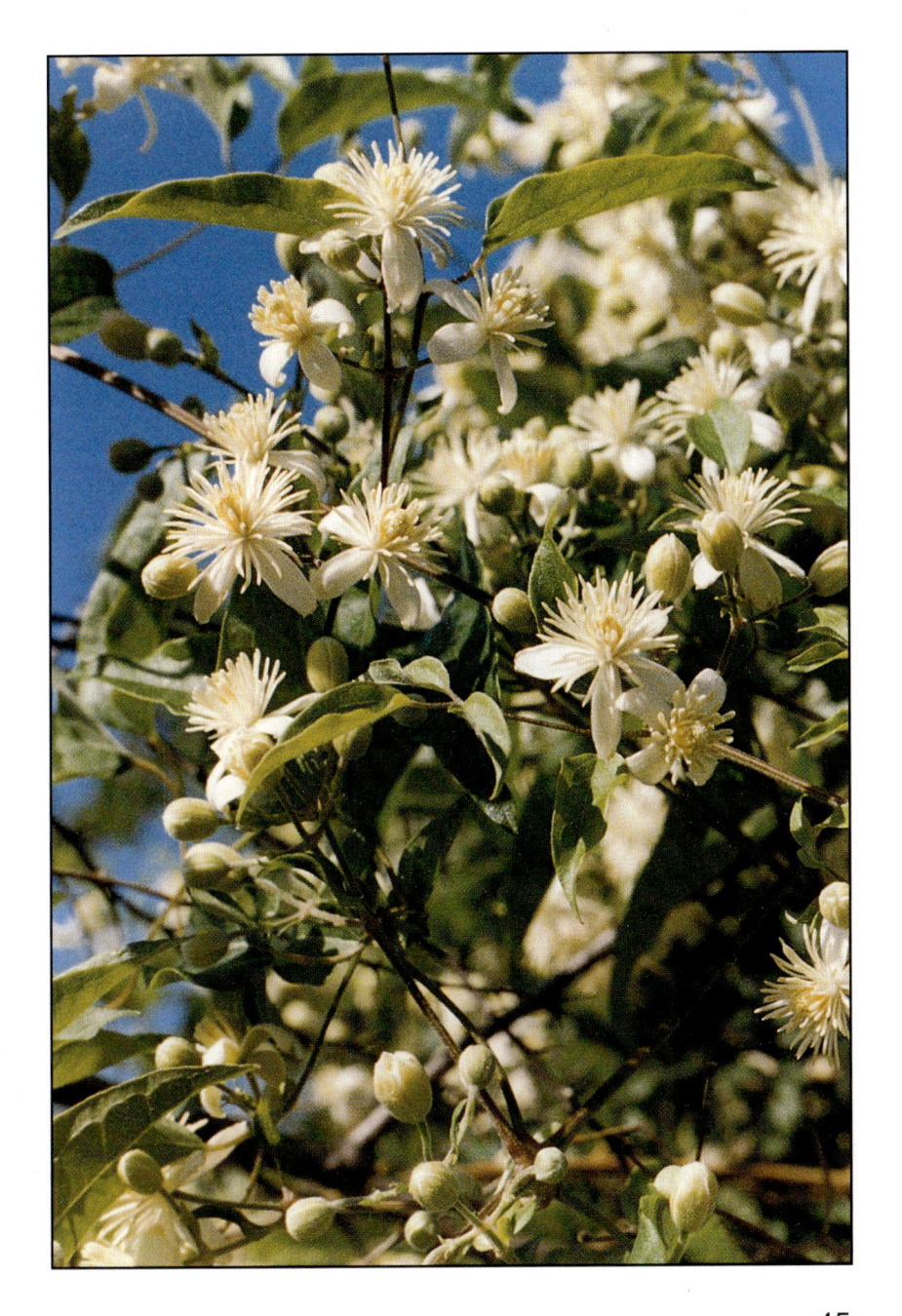

9. Clematis – Weiße Waldrebe

Blütenpotential:

Positiver Zustand: Schöpferischer Idealismus
Negativer Zustand: Man ist gleichgültig und nimmt daher nicht am realen Leben teil. Man lebt zurückgezogen in seiner eigenen Traumwelt.

Körperarbeit:
Wie innen, so außen

„2. Übung der 5 Tibeter"

Ausführung:
Lege Dich auf den Rücken. Die Beine sind lang ausgestreckt und nicht ganz geschlossen. Lenke Deine Aufmerksamkeit in Deine Körpermitte und auf Deine Atmung. Mit dem nächsten Einatmen hebe Deinen Kopf und Deine Knie in Richtung Bauch. Strecke nun Deine Beine in Richtung Zimmerdecke, so daß Deine Füße im rechten Winkel zu den Beinen sind. Die Kniekehlen und die Fersen werden kräftig gestreckt. Beim Ausatmen zuerst langsam die Unterschenkel senken, dann die Beine und den Kopf ablegen. Diese Art der Ausführung schont die Lendenwirbelsäule.
Beim Einatmen und Ausatmen denken: *„Meine Innenwelt und meine Außenwelt sind im Gleichgewicht."*
Du kannst auch die Stellung mit den Beinen nach oben ein paar Atemzüge lang halten. Ebenso kannst Du drei bis vier Atemzüge lang Pause zwischen den einzelnen Übungen machen. Entspanne Dich am Rücken liegend.

Steigere die Wiederholungen von Woche zu Woche von 3–21x.

Wirkung:
Die Übung Nr. 2 aktiviert die Meridiane Blase, Gallenblase. Steigerung des Qi (der Lebensenergie).

Übe täglich!

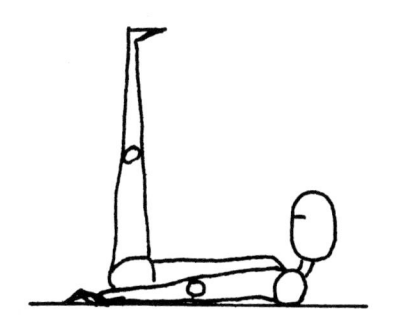

Crab Apple

Die strahlende, schlichte Schönheit der Apfelblüte bringt Sauberkeit und Ordnung in geistige und körperliche Wunden. Mögen die Verletzungen auch sehr tief eingedrungen sein in Gemüt und Körper, die Blütenkraft durchdringt die heimlichen, beschmutzten Winkel der Seele und des Körpers. Sie setzt Klarheit und Reinheit als Zeichen unserer Unsterblichkeit. Meine Probleme werden kleiner und kleiner und lösen sich in meinem großzügig gewordenen Denken auf, das mir die Holzapfelblüte geschenkt hat.

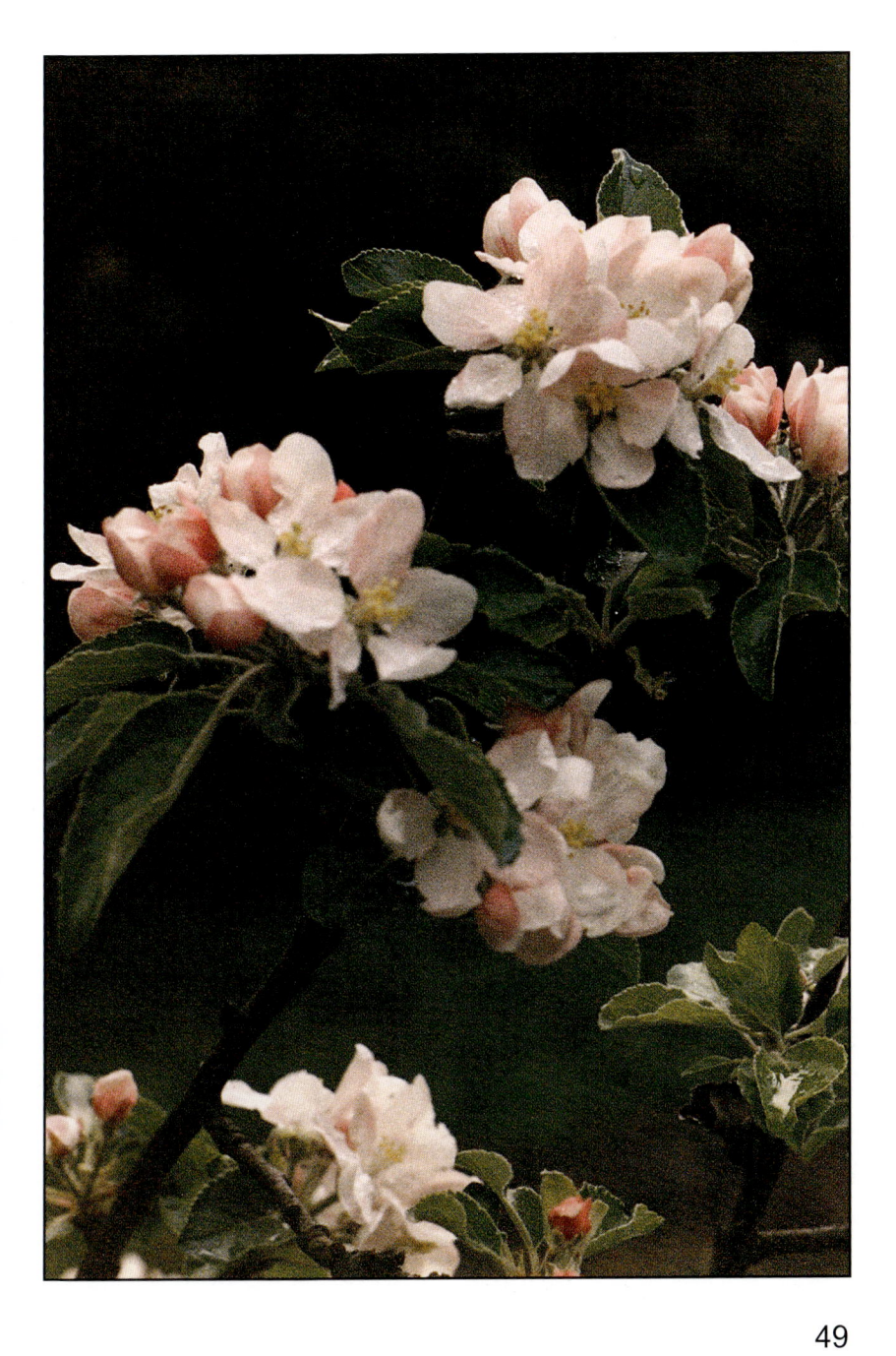

10. Crab Apple – Holzapfel

Blütenpotential:

Positiver Zustand: Richtige Einstellung zu den alltäglichen Dingen des Lebens
Negativer Zustand: Ekelgefühle, übersteigertes Reinheits- und Ordnungsbedürfnis

Körperarbeit:
Ich bin rein

„Reinigungsatmung"

Ausführung:
Setze Dich aufrecht in den Kniesitz, in den Schneidersitz oder auf einen Sessel. Der Oberkörper sollte in jedem Fall so aufrecht wie möglich sein. Der Nacken ist lang, das heißt, das Kinn ist leicht zur Brust geneigt.
Atme nun tief ein, dehne dabei den Bauch aus und hole soviel Luft, wie es Dir in einer Sekunde möglich ist.
Ziehe den Bauch nun mit aller Kraft zurück, so daß die Luft durch die Nasenlöcher herausgestoßen wird. Du mußt dabei das Gefühl haben, als hätte Dir jemand gegen den Magen geschlagen.
Hole nun erneut Luft, weite den Bauch aus und lasse die Luft in das entstandene Vakuum einströmen. Das Ein- und Ausatmen sollte nicht länger als 1fi Sekunden dauern und sehr kraftvoll geschehen.
10x wiederholen, anschließend eine Tiefatmung, und nochmals 10x Reinigungsatmung.

Beachte, daß nicht Dein Verstand das Einatmen dirigiert, sondern Dein Bauch.

Wirkung:
Diese Art der Atmung reinigt Lungen, Stirnhöhlen, Nebenhöhlen und die Atemwege. Sie bringt Erleichterung bei Erkältungen und stärkt das Nervensystem. Das Blut wird gereinigt und der Kopf klar. Diese Atmung fördert die Verdauung, die Funktionen von Leber, Milz und Bauchspeicheldrüse.

Übe, wenn Du Zeit hast, täglich!

Was heute zu tun ist:
Ausatmen, einatmen, ausatmen. Ahhh!

(J. Kornfield, Buddhas kleines Weisungsbuch, Knaur Verl. 1994)

Elm

Meine Verzagtheit lege ich ab mit der Blüte der Ulme. Mit der Sicherheit und dem Vertrauen zu mir selbst vertreibe ich alle Gefühle der Minderwertigkeit. Ich habe erfahren, daß ich fähig bin Schwierigkeiten zu überwinden und bin überzeugt vom Gelingen meiner Aufgabe. Dem zarten Geflecht der Seele hilft die Blütenkraft der Ulme sich von kurzfristiger Schwäche zu befreien und Verantwortung zu übernehmen. Die mächtige Ulme mit ihrer fein gegliederten Gestalt vermittelt uns Stabilität und stärkt unsere Sensibilität in Zeiten, wo wir uns schwierigen Aufgaben stellen sollen.

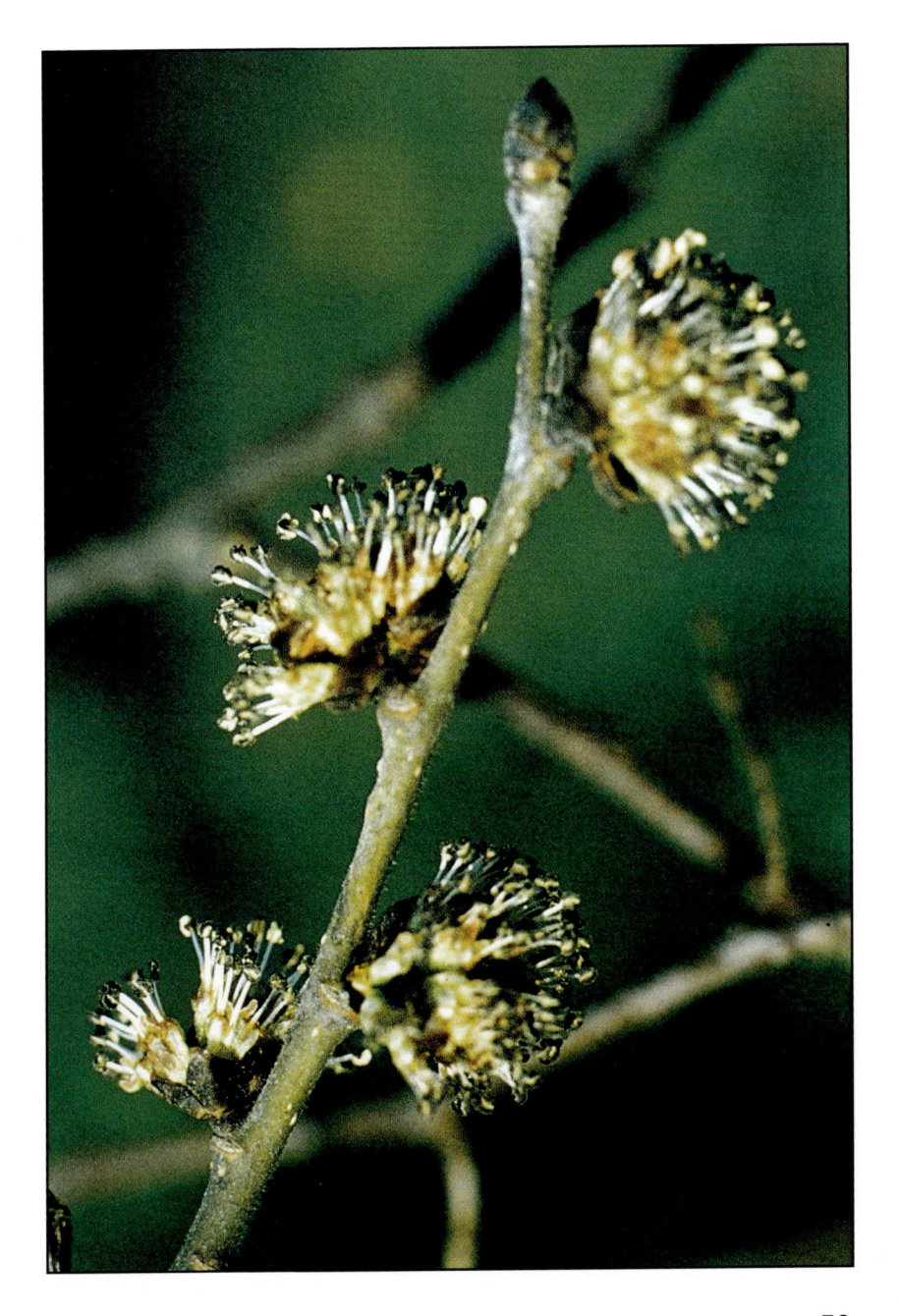

11. Elm – Ulme

Blütenpotential:

Positiver Zustand: Stabilität, Überwindung von Verzagtheit
Negativer Zustand: Die schwachen Momente im Leben der Starken.

Körperarbeit:
Nach unten verwurzelt sein, nach oben wachsen

„Der Baum"

Ausführung:
Stelle Dich mit hüftbreit auseinander gestellten Beinen hin. Atme ruhig in Deinen Bauch hinein. Ruhe in Deiner Mitte. Stelle Dir vom Nabel bis zum Boden eine gedachte, senkrechte Linie vor. Stelle Dich nun mit dem rechten Bein in diese gedachte Mitte. Suche Dir mit den Augen einen Punkt auf dem Boden, der sich nicht bewegt. Konzentriere Dich auf diesen Punkt und Du wirst das Gleichgewicht besser halten können. Hebe Dein linkes Bein an und bringe Deine Fußsohle an Deinen rechten Oberschenkel. Wenn Dir das Schwierigkeiten bereitet, stütze Deinen Fuß an das rechte Knie. Breite nun die Arme aus, stehe ruhig. Dann bringe Deine Arme so über den Kopf, daß sich Deine Handflächen berühren. Verschränke nun die Finger ineinander und stelle Deine Zeigefinger auf. Strecke Dich aus der Taille nach oben, wachse förmlich nach oben. Halte diese Stellung ein paar Atemzüge lang. Gib nicht zu schnell auf.
Wiederhole mit der anderen Seite.

Wirkung:
Der „Baum" verbessert die Körperhaltung insgesamt, denn der Körper muß bei dieser Übung eine kerzengerade Linie bilden, um das Gleichgewicht nicht zu verlieren. Diese Übung kräftigt auch die Beinmuskulatur und fördert die Durchblutung in den Beinen.

Übe täglich und es wird Dir immer leichter fallen.

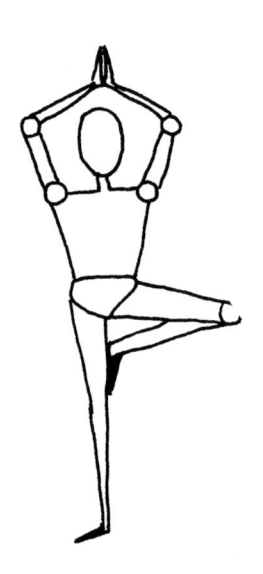

Gentian

Spät im Sommer, wenn ich durch die grünen Hügel des Landes wandere, begegne ich dem violetten bitteren Enzian auf den Wiesen. Die Blüten sind klein, doch fest und zielstrebend und überzeugen mich, daß ich die Kraft habe, mich von meiner entmutigten, mißtrauischen Stimmung zu lösen. Meine Zweifel verwandle ich in Verständnis und beginne der Welt mit Freude zu begegnen. Meine Bitterkeit verwandle ich in innere Erfüllung und strebe der Auferstehung entgegen. Meine Mutlosigkeit verwandle ich in Glauben und bitte Gott, mir dabei zu helfen.

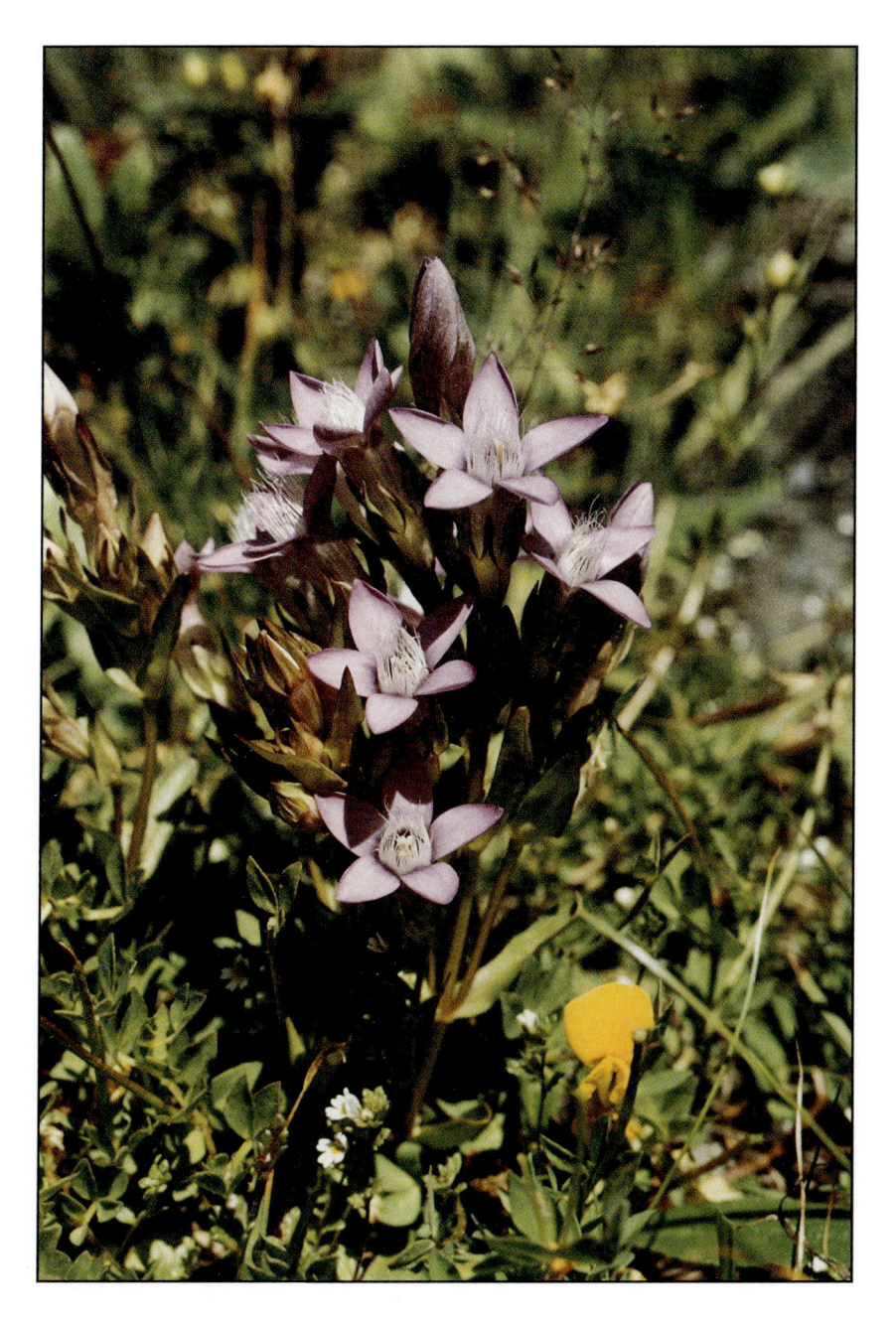

12. Gentian – Enzian

Blütenpotential:

Positiver Zustand: Man ist freudig, zuversichtlich und fröhlich.
Negativer Zustand: Man ist entmutigt, bedrückt und enttäuscht.

Körperarbeit:
Ich bin stark

„**Die Atemschaukel**" (im Sitzen)

Ausführung:
Atme tief ein, halte den Atem an und ziehe das Kinn in Richtung Brust. Lockere Dein Zwerchfell und lege Deine Hände auf Deinen Bauch. Halte den Atem an und gehe nun mit Brust und Bauch abwechselnd heraus und hinein, solange Du es kannst. Dann atme befreit aus. Beim neuerlichen Einatmen stellen wir uns eine soeben geöffnete Schleuse vor, die das Wasser mit Macht einströmen läßt. Spüre, wie stark Deine Einatmung wieder in Gang kommt. Zwei- bis dreimal wiederholen.
Du kannst Dir dabei vorstellen: *„Ich bin allem gewachsen."*

Wirkung:
Gegen Lampenfieber und Prüfungsangst. Stärkt die Willenskraft. Baut seelischen Streß ab. Regt die Verdauung an und stärkt die Bauchmuskeln.

Lerne diese Atemübung, damit Du sie kannst, wenn Du sie brauchst.

*So du zerstreut
bist, lerne auf
den Atem achten.*

(Buddha)

Gorse

Gib nie die Hoffnung auf, verliere nie den Glauben. Verleugne nicht das Leben. Sieh', die Sonne leuchtet aus den goldenen Blüten des Stechginsters und ein leuchtender Strahl fällt auf Dein welkes Herz. Der betörende Duft nach süßen Mandeln vertreibt die Dunkelheit und Hoffnungslosigkeit aus Deinem Reich der Seele. Du beginnst zu begreifen und fühlst die neue Lebenskraft, die Dich wiedererweckt und zur Heilung führt.

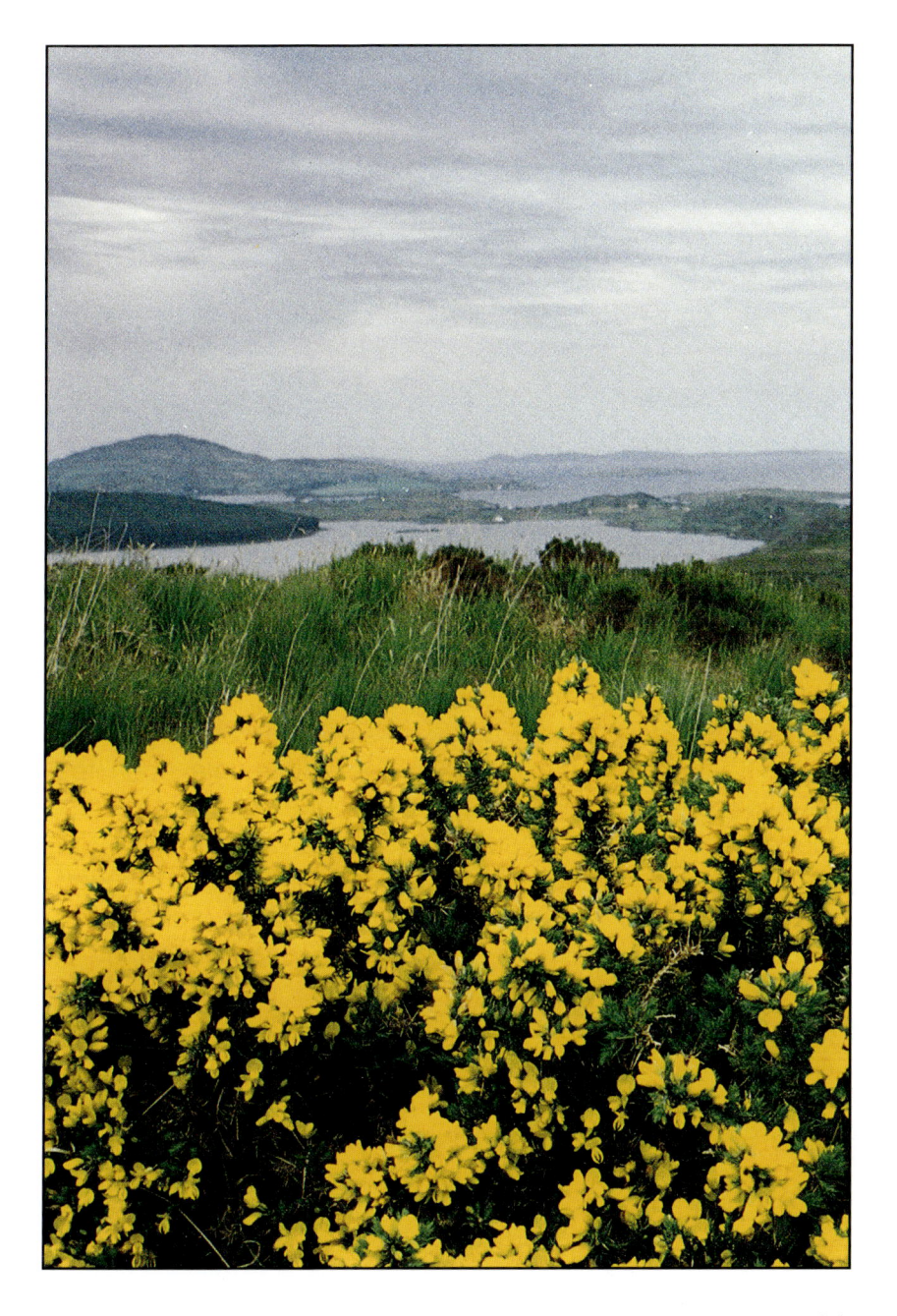

13. Gorse – Stechginster

Blütenpotential:

Positiver Zustand: Man nimmt die Fülle des Lebens an und läßt das Licht in die Seele hinein.
Negativer Zustand: Man ist innerlich hoffnungslos geworden und sieht keinen Ausweg.

Körperarbeit:
Es gibt immer einen Neubeginn.

„Die Blume"

Ausführung:
Balle Deine Hände zu Fäusten, so fest Du kannst. Bringe Deine Handballen und Fäuste zusammen. Stelle Dir vor, Deine Fäuste sind die Knospe einer Blüte, die noch fest geschlossen ist. Die warme Morgensonne scheint auf diese Knospe und sie beginnt sich langsam zu öffnen. Deine Finger bewegen sich nach oben, bis Deine Hände ganz geöffnet sind. Deine Handballen bleiben dabei zusammen. Spreize nun Deine Finger und Hände weit auseinander, so weit Du kannst. Stelle Dir vor, wie die Sonne in die offene Blüte scheint. Du fühlst die Wärme und vielleicht kannst Du Dir auch den Duft der Blüte vorstellen.
Der nächste Schritt ist das Verblühen der Blüte, das heißt, Deine Finger fallen in sich zusammen, in die Ausgangsstellung. Doch Du hast die Gewißheit, daß wieder und immer wieder eine neue Blüte entstehen kann, sich öffnen kann.
Die Übung von Anfang an wiederholen, so oft Du magst.

Wirkung:
Die Blume bewahrt den Händen ein jugendliches Aussehen. (Oft verraten die Hände das wahre Alter.) Sie hilft bei Gliederschmerzen, lockert steife Finger und sorgt für eine gute Durchblutung. Die Finger bleiben gelenkig zum Klavierspielen, Schreibmaschine schreiben und Handarbeiten.

Zur Beachtung:
Falls Dir diese Übung Schmerzen bereitet, übe im warmen Wasser. Die Wirkung ist die gleiche.

Übe am Anfang täglich, dann immer, wenn Du sie brauchst.

*Wenn wir das Wunder
einer einzigen Blume
klar erkennen könnten,
würde sich unser ganzes Leben ändern.*

(Jack Kornfield, Buddhas kleines Weisungsbuch, Knaur Verl. 1994)

Heather

Geh' in die Stille der Heidelandschaft, wenn Du einsam bist und von innerer Leere geplagt. Du wirst erfüllt sein von der tröstenden Helle der rosafarbenen Blüte. Wenn Deine Gedanken sich nur mehr auf Dich selbst richten und Deine kleinen Probleme für nichts anderes mehr Platz lassen, dann versuche, nicht alles bei anderen Mitmenschen abzuladen. Geh' in den Frieden der Heidelandschaft und die Blüte wird Dir Trost bringen. Wenn Du verlassen bist und Dein Hunger nach Liebe unstillbar, geh' hinaus in die Weite der Heidelandschaft und die Blüte wird Dich mit inniger Freude versehen.

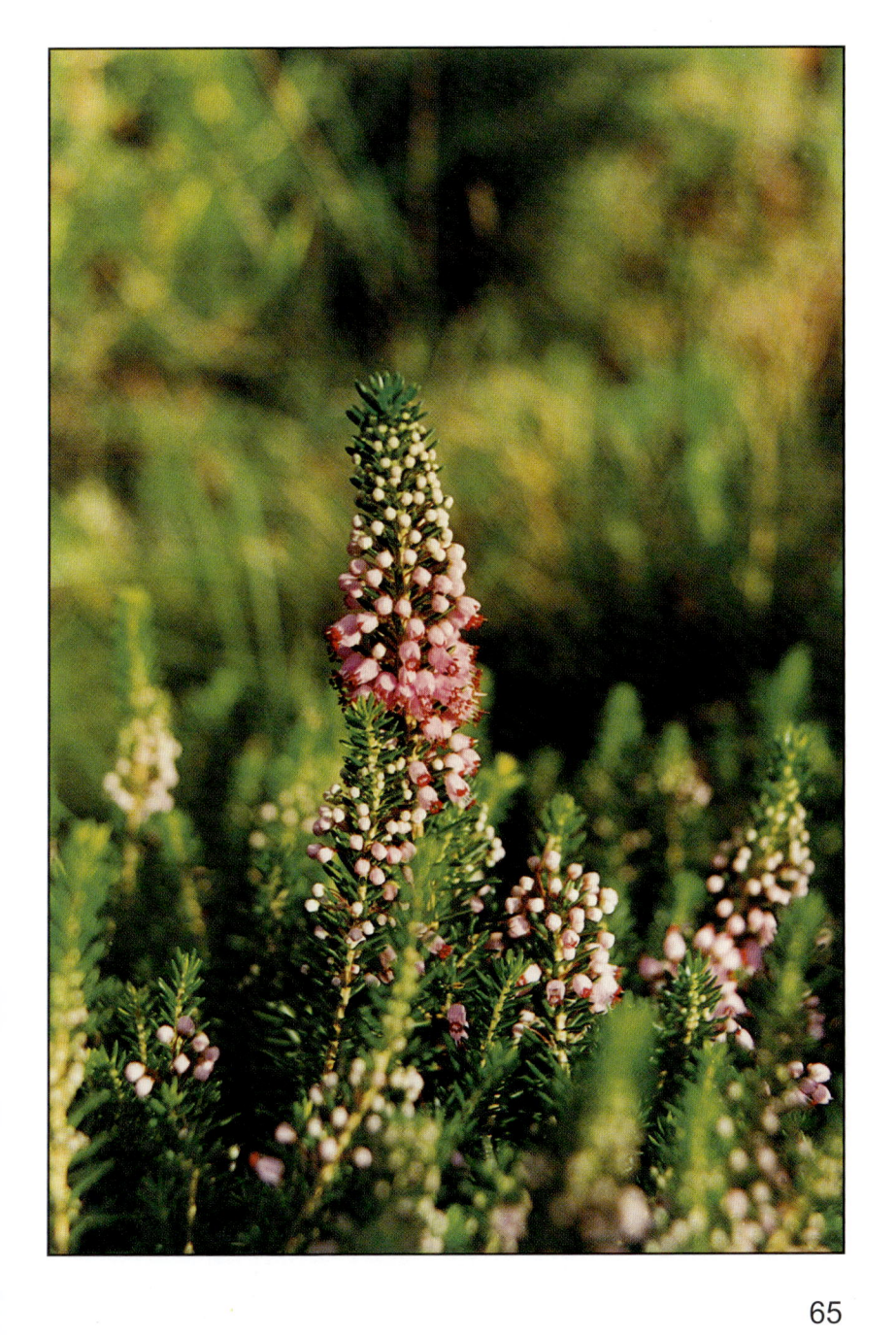

14. Heather – Heidekraut

Blütenpotential:

Positiver Zustand: Man strahlt Stärke aus, ist hilfsbereit, besitzt Verständnis für seine Mitmenschen und ist ein guter Zuhörer.
Negativer Zustand: Man drängt seine kleinlichen Probleme in den Mittelpunkt. Fällt dadurch anderen zur Last mit seiner Egozentrik. Leidet unter großer seelischer Verletzbarkeit.

Körperarbeit:
Nehmen und geben

„Wirbelsäulenatmung II" (Springbrunnen)

Ausführung:
Setze Dich sehr aufrecht auf den Boden oder auf einen Sessel. Schließe Deine Augen. Spüre in Deine Wirbelsäule, in Dein Rückenmark hinein. Denke an die lebensnotwendigen Funktionen, die von hier ausgehen. Lasse Deine Aufmerksamkeit das Rückgrat entlang steigen, vom Steißbein bis zum Scheitel.
Atme nun mit leicht geöffnetem Mund ein. Der dabei entstehende Ton klingt wie „chchch". Stelle Dir nun vor, den Atemstrom vom Steißbein bis zum Scheitel strömen zu lassen. Während des Ausatmens lasse in Deiner Vorstellung den Atem wie einen Springbrunnen aus dem Scheitel versprühen. Der Mund ist dabei leicht geöffnet, der Zungenrand liegt an den Zähnen. Es hört sich an wie „chiiii". Übe mit der

Vorstellung: „*Ich schenke weiter was ich bekommen habe, denn wer gibt, der empfängt.*"
Führe diese Atmung siebenmal aus.

<u>Wirkung:</u>
Lockerung der Persönlichkeit. Das „Ich" ist auf dem Weg zum höheren Selbst.

Es wäre gut, diese Atemübung am Anfang täglich zu üben.

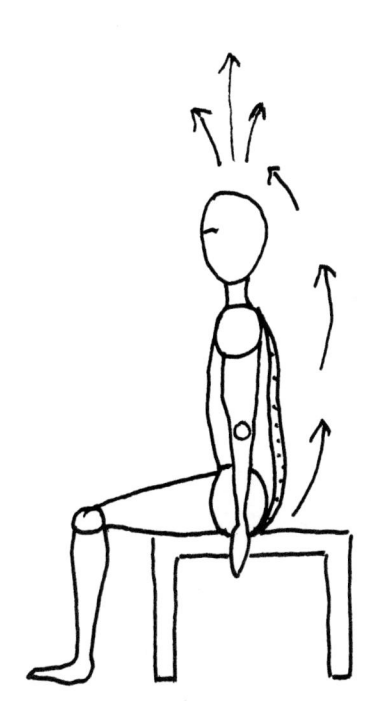

Holly

Ich gehe in mein Herz und vertreibe alles, was nicht hineingehört, bis nur eines übrig bleibt: die Liebe. So fühle ich die Liebe, wie sie mich durchströmt, wie sie mich umhüllt mit Geborgenheit. Strahlend nach außen und alles durchdringend im ständigen Fließen. Die Stechpalme bringt ihre reifenden Blüten mitten in unser Herz. Ihre Früchte trägt sie mitten im Winter zur Weihnachtszeit. Bring' die roten Beeren, so rot wie das Blut des Herzens auf den Gabentisch der Liebe!

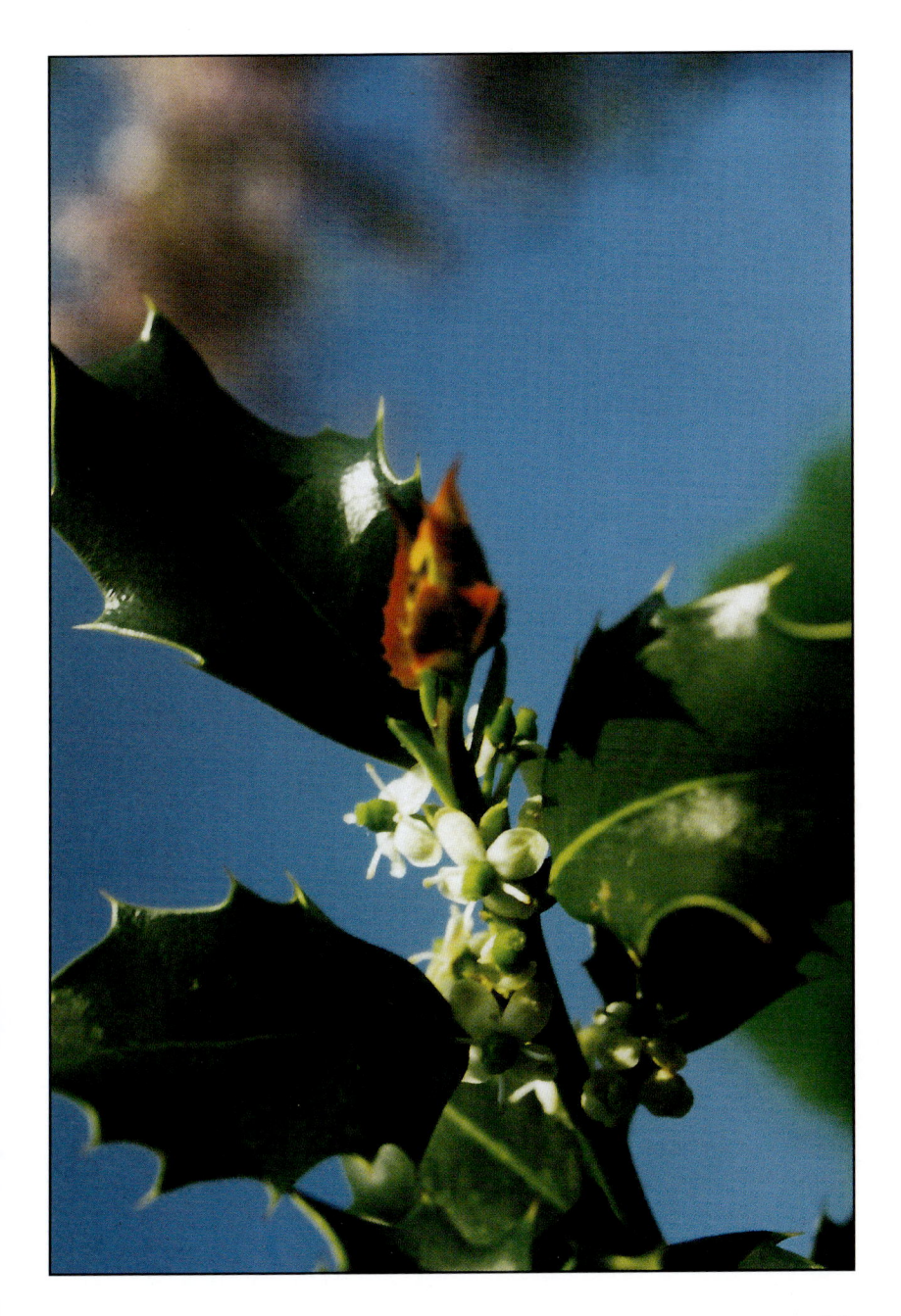

15. Holly – Stechpalme

Blütenpotential:

Positiver Zustand: Innere Harmonie. Man strahlt Liebe, Mitgefühl und Verstehen aus.
Negativer Zustand: Man ist gereizt und gekränkt. Das Herz ist hart wegen Eifersucht, Wut und Neid.

Körperarbeit:
Die Liebe fühlen

„Die Kobra"

Aktivierung des Herzzentrums. Das Herzchakra geht von der Brustwirbelsäule aus und öffnet sich nach vorne wie eine Blüte in der Mitte Deiner Brust. Es ist das Bewußtseinszentrum der Wahrheit und der Liebe.
Die Bachblüte „Holly" nimmt genauso eine zentrale Stellung ein wie das Herzzentrum. Das Herzchakra ist mit allen sieben Chakren in Verbindung. Vielleicht hilft Dir die Abbildung eines siebenarmigen Leuchters, um Dir die Mittelstellung vorstellen zu können. Die zugeordnete Farbe ist grün, auch rosa.

Ausführung:
Lege Dich auf den Bauch, die Stirne liegt am Boden. Winkle Deine Arme so ab, daß Deine Handflächen in Schulterhöhe am Boden liegen. Die Ellbogen werden zum Oberkörper gerichtet. Die Beine sind ausgestreckt und geschlossen. Drücke Dein Becken gegen die Unterlage und spanne Deine Gesäßmuskeln an. Hebe nun Deinen Kopf an, so daß er

sich in Verlängerung der Wirbelsäule befindet und der Nacken gerade ist. Hebe anschließend den Oberkörper nur mit der Kraft der Rückenmuskulatur vom Boden ab, ohne daß Du dabei die Arme zu Hilfe nimmst. Atme locker und leicht.
Bleibe in dieser Stellung ein paar Atemzüge lang. Denke dabei: *Ich fühle.*"
Löse Dich langsam von dieser Stellung und lege Dich auf den Bauch, den Kopf mit einer Wange auf dem Boden. Entspanne Dich und atme ganz ruhig. Lasse aber Deine Aufmerksamkeit weiter am Herzen ruhen. Wenn Du magst, kannst Du die Übung noch einmal wiederholen.

Wirkung:
Kräftigt den oberen Rücken und stärkt die Brustmuskulatur. Befreit das Herz von Druckgefühlen. Die Übung festigt und reduziert das Gesäß und fördert die Verdauung.

Wenn Dir die Übung guttut, übe sie täglich.

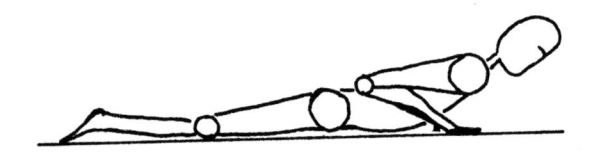

Honeysuckle

Sehnst Du dich zurück in vergangene Zeiten? Bedauerst Du, daß diese vorbei und entschwunden sind? Das Rot der Blüte des Geißblattes wird Dir Lebendigkeit für das Dasein im Jetzt vermitteln. Und all das Heimweh wird verfliegen, alle Trauer wird vergehen, denn die Blüte des Geißblattes hat die Fähigkeit, den Liebestrunk an die Vergangenheit zu lösen. Du schaust nicht mehr zurück, Du lebst heute und morgen, und nur hier, im Bewußtsein der unsterblichen Seele.

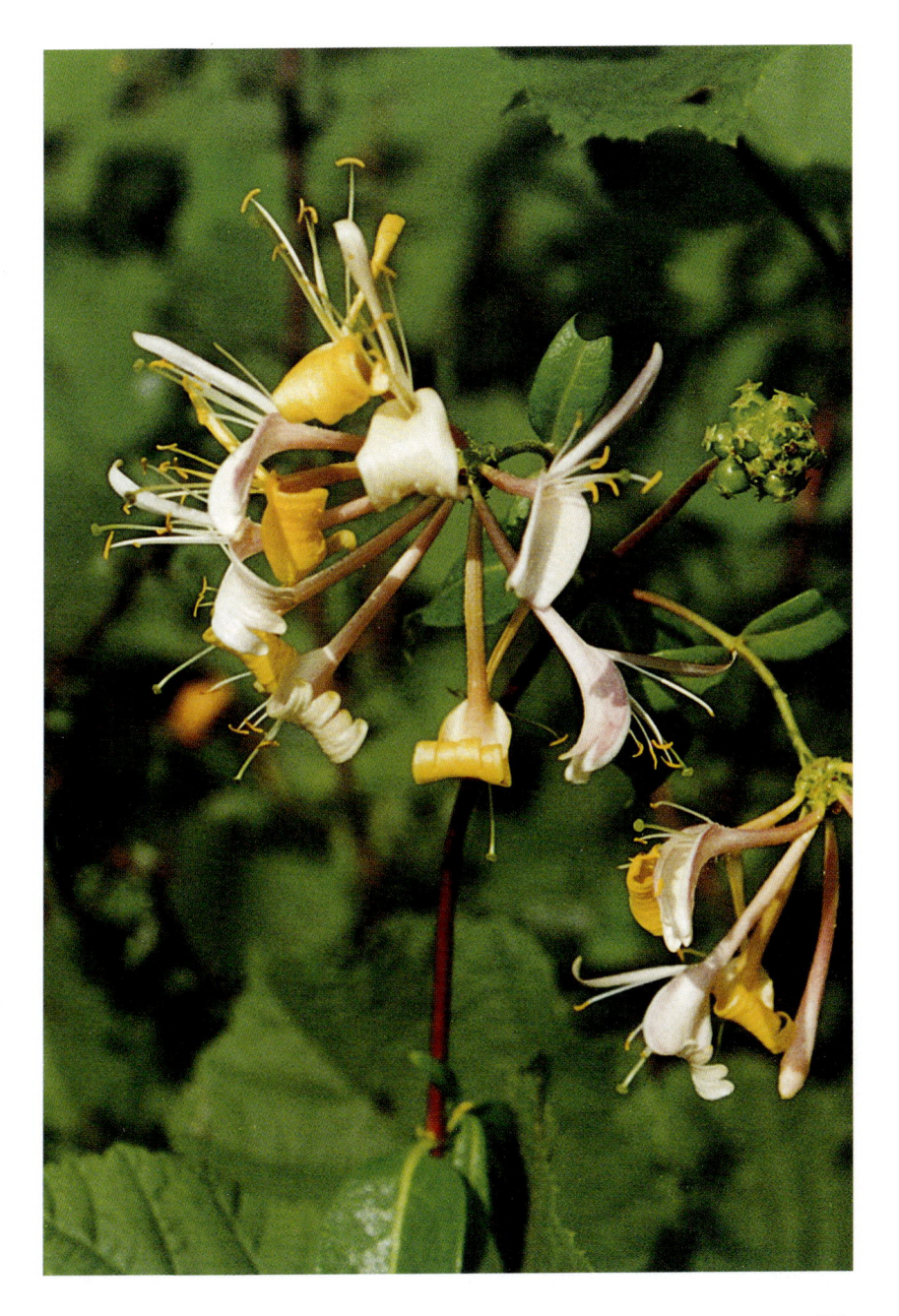

16. Honeysuckle – Geißblatt

Blütenpotential:

Positiver Zustand: Man akzeptiert Veränderungen und Wachstum, und lebt im Hier und Jetzt.
Negativer Zustand: Man lehnt die Gegenwart und die Zukunft ab, schwelgt in Altem und Vergangenem.

Körperarbeit:
Zurückschauen, doch wieder nach vorne drehen.

„Der Drehsitz" oder die **„Sphinx"**
Aktivierung des Basiszentrums. Das Basiszentrum geht vom Steißbein aus und öffnet sich wie eine Blüte nach unten in den Beckenboden. Es ist mit der Energie der Erde verbunden. Es ist das Bewußtseinszentrum der ordnenden Kraft. Die zugeordnete Farbe ist rot.

Ausführung:
Setze Dich auf den Boden. Die Beine sind ausgestreckt. Stelle nun Deinen rechten Fuß in Kniehöhe über Dein linkes Bein. Strecke Deinen linken Arm in die Höhe und dehne Dich auf der linken Seite aus der Hüfte heraus kräftig nach oben. Lege Deinen linken Ellbogen von außen an das rechte Knie und fasse mit der Hand an den rechten Knöchel. Falls Dir das Probleme macht, fasse mit der linken Hand an den rechten Oberschenkel. (Der Ellbogen drückt aber trotzdem gegen das Knie, der Oberschenkel dadurch gegen den Bauch.) Drehe Deinen Oberkörper auf die rechte Seite und stütze Deine rechte Hand hinten in der Mitte am Boden auf.

Der Kopf ist zur rechten Schulter gewendet. Der Druck gegen den Bauch verstärkt sich. Schließe Deine Augen und lenke Deine Aufmerksamkeit in den Beckenboden. Denke: „*Es strömt.*" Bleibe einige Atemzüge in dieser Haltung. Löse langsam diese Stellung, indem Du Deinen Oberkörper wieder nach vorne drehst und in die Ausgangsstellung zurückkehrst. Lege Dich zur Entspannung auf den Rücken. Bringe beide Hände auf Deine rechte Bauchhälfte und lenke Deine Aufmerksamkeit auf alle Organe, die sich in dieser Seite befinden.
Wiederhole alles gegengleich.

Wirkung:
Der gesamte Rücken wird durchblutet und in seiner Muskulatur gestärkt. Die Taille wird schlank und die Hüftgelenke werden beweglich. Der Drehsitz massiert die Bauchorgane und fördert somit die Verdauung.

Nicht unmittelbar nach dem Essen üben.
Vor allen Yoga-Übungen solltest Du 2 Stunden nichts essen.

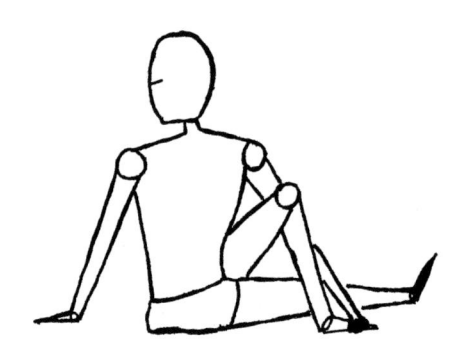

Hornbeam

Mein Geist und mein Körper sind müde und ich zweifle, daß ich meinen alltäglichen Pflichten nachkommen kann. Bin ich doch abgespannt und erschöpft. Der kleinste Arbeitseinsatz fällt mir sehr schwer. Mit der Blüte der Hainbuche versuche ich es und alle Zweifel vergehen. Schaffe ich es doch, allem gerecht zu werden. Ich entwickle eine innere Lust, mich ins Leben zu stürzen mit all seinen Lasten und Beschwernissen. Die innere Freude entzündet den Eifer, erfolgreich meine Aufgaben zu erfüllen. Die Hainbuche bringt mir die Kraft, dem arbeitsreichen Leben mit Heiterkeit und Mut zu begegnen.

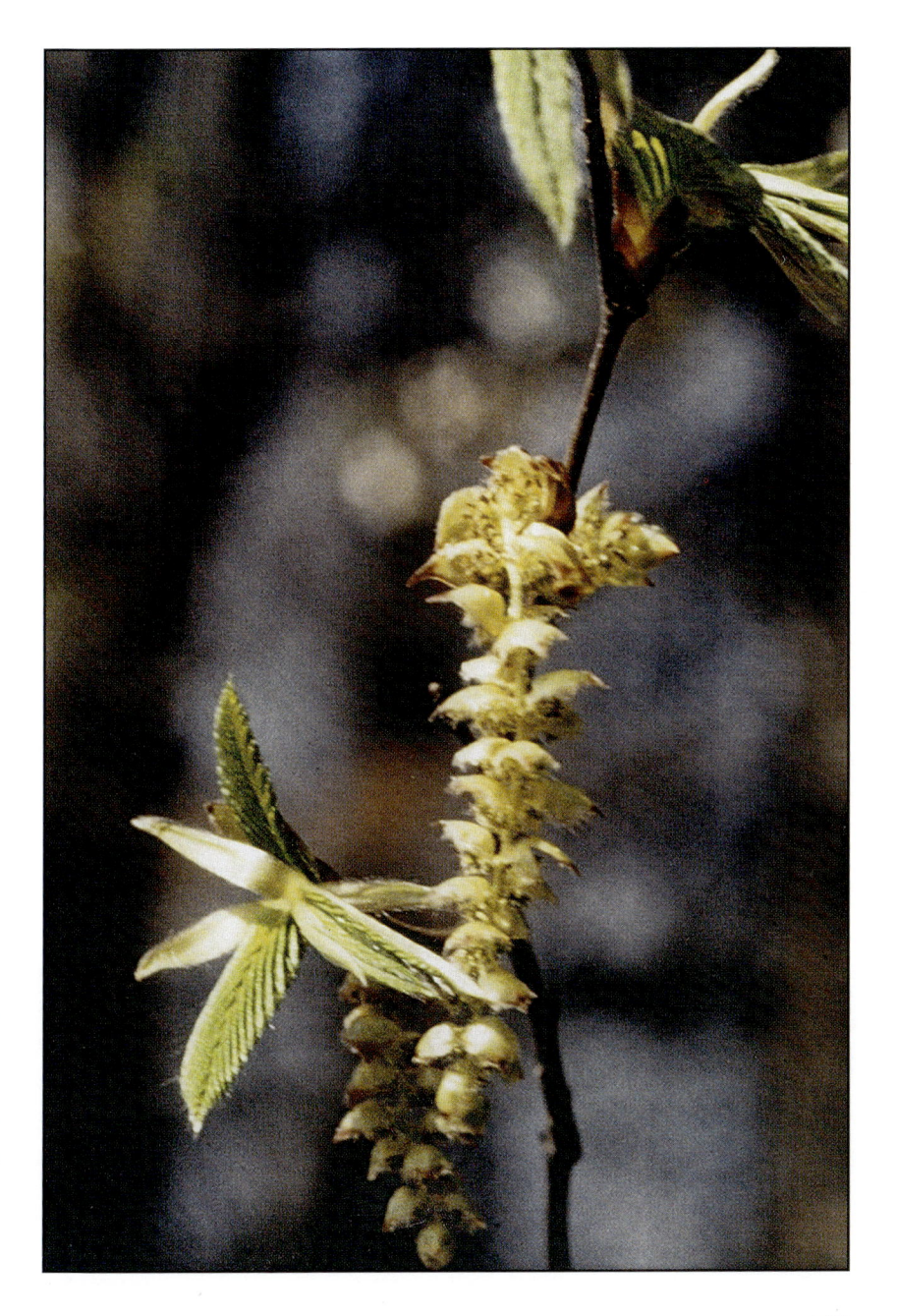

17. Hornbeam – Hainbuche

Blütenpotential:

Positiver Zustand: Man findet Ausgleich zwischen körperlichen und geistigen Tätigkeiten, wirkt frisch und unternehmungslustig.
Negativer Zustand: Einseitige Lebensführung ohne Rhythmus. Kopflastige Persönlichkeit.

Körperarbeit:
Frische steigt auf

„Der Berg"

Ausführung:
Setze Dich aufrecht in den Schneidersitz. Bringe Deine Handflächen vor der Brust so zusammen, als ob Du beten würdest. Die Unterarme sind waagrecht. Drücke Deine Handflächen zusammen und hebe beim Einatmen Deine Arme über Deinen Kopf. Drücke ein wenig Deine Ellbogen nach hinten. Atme aus und atme tief und ruhig weiter. Bleibe ein paar Atemzüge lang in dieser Stellung. Beim nächsten Ausatmen senke Deine Arme wieder ganz langsam nach unten. Entspanne Dich. Wenn Du Lust dazu hast, wiederhole diese Übung ein paar mal.

Wirkung:
Die Übung „Der Berg" beruhigt das Nervensystem und baut Spannungen ab. Die Wirbelsäule wird gestärkt und die Schulterblattfixatoren werden gefestigt. Diese Übung, mit tiefem Atmen verbunden, stärkt die Lungen und reichert das Blut mit Sauerstoff an.

Halte Deinen Rücken während dieser Übung ganz gerade, damit er heilsam gedehnt wird.

Tägliches Üben bringt Dir Freude und Befreiung.

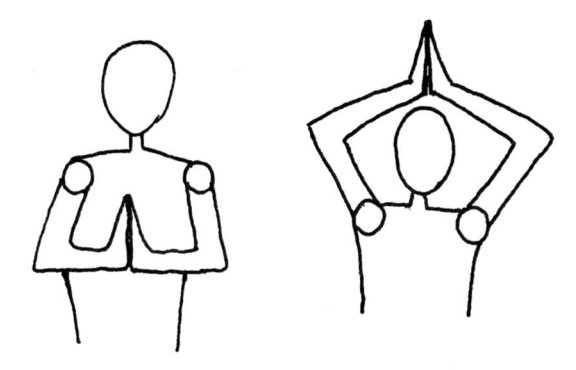

Impatiens

Von Hektik und Unruhe erfaßt, verabscheue ich alles, was langsam und langweilig ist. Deswegen bin ich auch gereizt. Diese Ruhelosigkeit erschöpft mich und ich leide unter der Anspannung. Schmerzen durchfahren heftig meinen Körper. Die blassen, malvenfärbigen Blüten des Springkrautes lehren mich Geduld und Verständnis. Sie vertreiben die Schmerzen und die Anspannung löst sich. Ich bin befreit von meiner Unduldsamkeit und Strenge. So beginne ich die Tiefen des Lebens zu spüren. Ich erkenne die Gnade dieser Blüte, die mir die Fähigkeit der Nachsicht und des Verzeihens näher bringt.

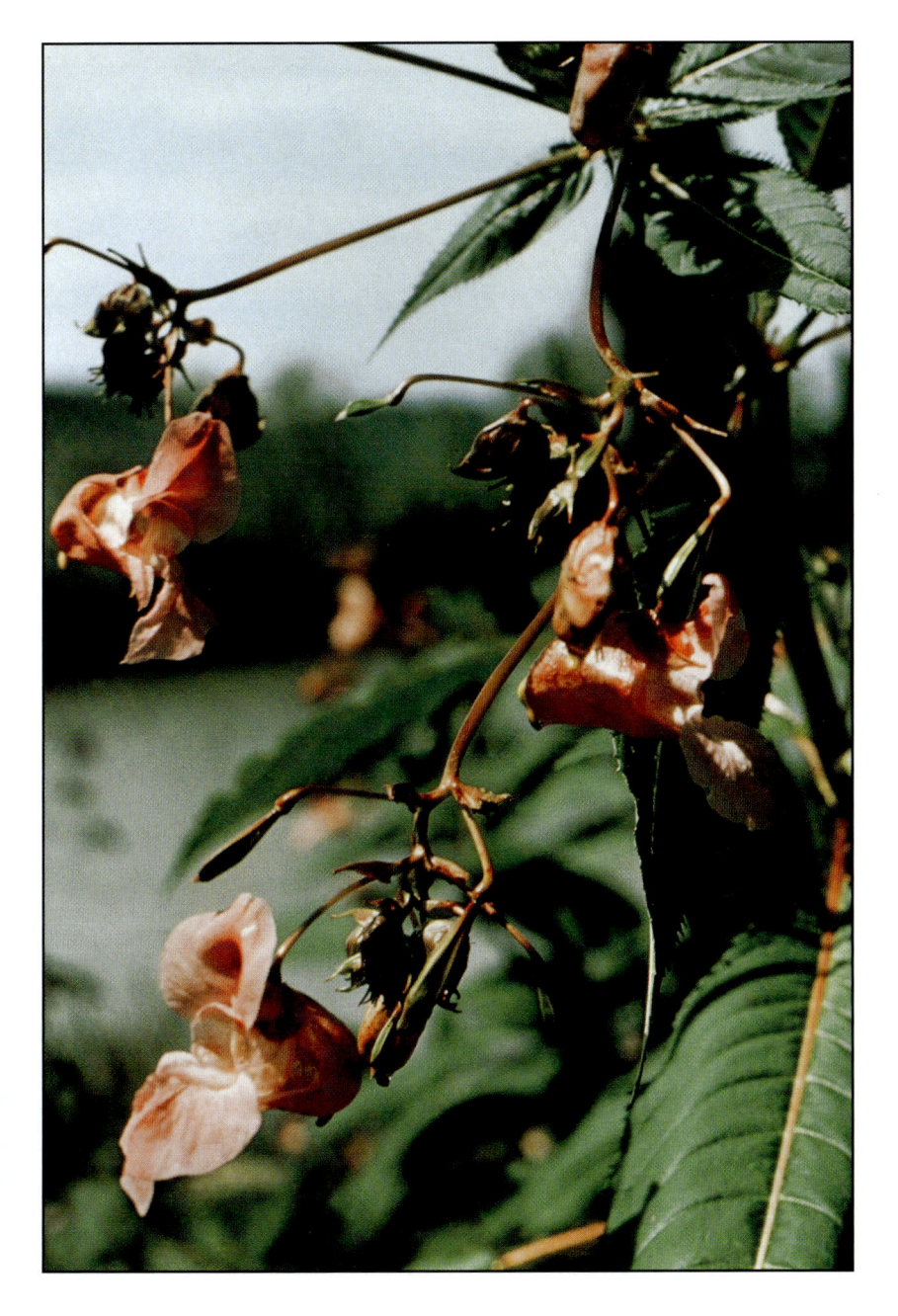

18. Impatiens – Drüsentragendes Springkraut

Blütenpotential:

Positiver Zustand: Geduld und Sanftmut. Man kann jedem sein eigenes Tempo zugestehen.
Negativer Zustand: Man ist sehr eigenwillig; wird durch Ungeduld und Reizbarkeit in die Einsamkeit getrieben. Man hat ständig Zeitprobleme.

Körperarbeit:
Anspannung lockerlassen

„Zinnsoldat und Heldenstellung"

Ausführung:
Beginne mit der Übung „Zinnsoldat". Stelle Dich aufrecht hin. Die Beine sind ganz geschlossen, das heißt, Knöchel und Knie berühren einander. Lege Deine Hände an die „Hosennaht", also an die Außenseite Deiner Oberschenkel. Stehe stramm wie ein Soldat. Spanne nun von unten nach oben alle Muskeln an, so fest Du kannst, nämlich Füße, Waden, Oberschenkel, Gesäß, Bauch, Brust, Rücken, Arme, Hände, Hals, Nacken, Gesicht. Halte ein wenig diese Spannung. Fühle die Anspannung und den Stau des Lebensflusses. Löse Dich nun bewußt aus dieser Situation und lasse Deine Muskeln locker. Atme ruhig.
Schließe nun die Übung
„Heldenstellung" an. Stelle Dein rechtes Bein mit Schwung nach vorne und winkle es im Knie ab. Das linke Bein ist gestreckt und nach hinten gerichtet. Beide Füße stehen par-

allel nach vorne. Bringe Deine Handflächen in Brusthöhe zusammen, die Unterarme sind waagrecht. Hebe nun Deine Hände so über den Kopf, daß die Fingerspitzen nach hinten gerichtet sind. Dehne und strecke Dich, aber beachte, daß Du kein Hohlkreuz machst. Verweile ein wenig in dieser Stellung, bevor Du sie löst. Atme ruhig, beginne wieder mit dem Zinnsoldaten und schließe die Heldenstellung mit dem linken Bein nach vorne an.

Wenn Dir diese Übung Spaß macht, wiederhole sie von vorne.

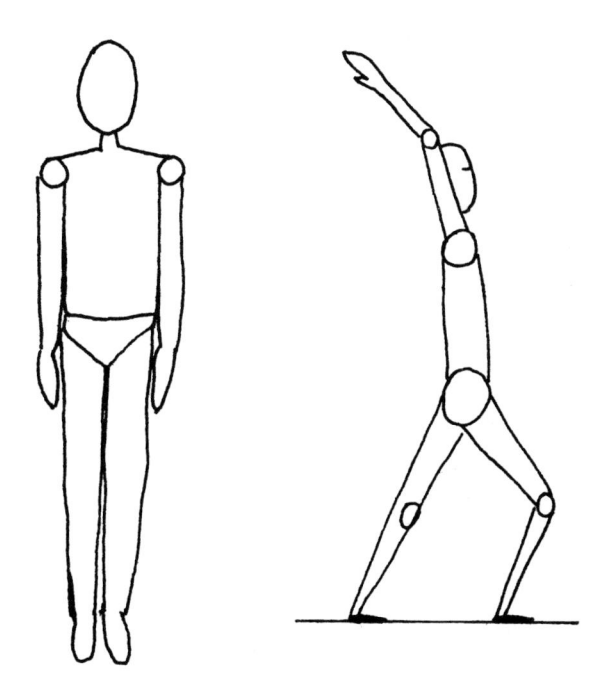

Larch

Ob es mir gelingt? Mit den zarten Lärchenblüten werde ich es versuchen! Bin ich doch ein Kind dieser Welt! Dieses Wissen schenkt mir Vertrauen. Es schenkt mir Gewißheit und alle Verzagtheit schmilzt dahin. Ich weiß, daß ich fähig bin und der Erfolg mir sicher ist. Ich wage es. Ich bemühe mich und strenge mich an. Mein Selbstvertrauen ist der Grundstein, an dem ich mich aufrichte, mein Lebenswerk zum Ziel zu führen.

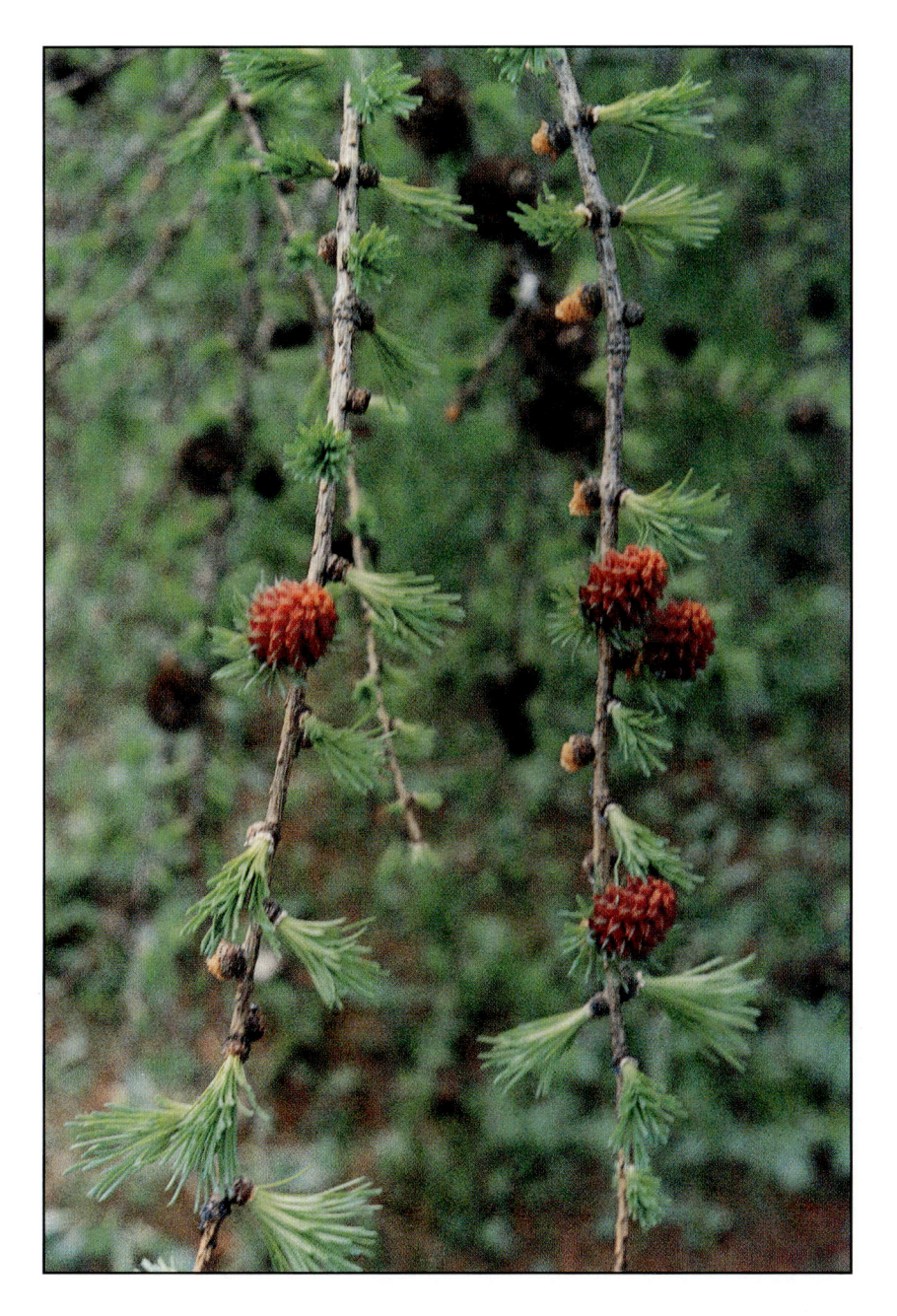

19. Larch – Lärche

Blütenpotential:

Positiver Zustand: Man läuft dem Erfolg nicht nach und handelt mit Mut und Selbstvertrauen.
Negativer Zustand: Man ist wegen der Angst vor dem Versagen wie gelähmt und zu nichts fähig, hat ein quälendes Gefühl, daß alle anderen es besser können. Minderwertigkeitskomplex.

Körperarbeit:
Der Anforderung gewachsen sein

„Flügge werdender Vogel" – Expansions-Atmung im Stehen oder Gehen

Ausführung:
Stelle Dir vor, Du stehst auf einem Berg und der Wind weht durch Dein Haar.
Atme ein und hebe dabei Deine Arme ein wenig seitlich an. Atme aus und senke sie wieder. Erst einmal, dann auf zwei Etappen, auf drei und auf vier. Bei jeder weiteren Phase des Ein- und Ausatmens hebe Deine Arme immer höher, bis sie ganz ausgebreitet sind und senke sie ebenfalls auf Etappen. Also: Ein – aus. Ein, ein – aus, aus. Ein, ein, ein – aus, aus, aus. Ein, ein, ein, ein – aus, aus, aus, aus. Die Phase auf vier Zeiten wiederhole nochmals. Dann gehe die gleiche Reihenfolge wieder zurück, bis Du wieder nur 1x ein- und ausatmest. Du solltest Dir dabei vorstellen: *„Ich kann, ich kann"*.

Wirkung:
Diese Atemübung stärkt das Selbstvertrauen und vermittelt ein Gefühl der Freude und des Wohlbefindens.

Übe im Stehen oder Gehen, wenn möglich in frischer Luft.

*Der Atem ist der Atem der Gnade Gottes,
und dieser Atem ist es,
der die Seele zum Leben erweckt.*

*Solange die Seele nicht vom Bewußtsein belebt ist,
gleicht sie dem Vogel,
der noch nicht flügge ist.*

Sufi- Weisheit

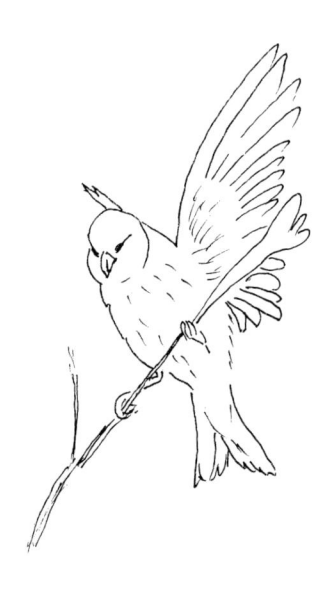

Mimulus

Angst macht eng. Es ist eng im Hals, es versagt mir die Stimme. Es fällt mir schwer zu sprechen. Angst lähmt! In allen Bereichen des Körpers spüre ich die Macht der Angst. Ängstlichkeit und Bange begleiten mich im Alltag. Angst vor neuen Dingen, vor Lärm und Streit, heimliche Angst und Empfindlichkeit. Die frischgelben Blüten der gefleckten Gauklerblume nehmen mir die Verzagtheit und Schüchternheit, sie machen froh und heiter. Mimulus verleiht meinem Selbst eine unbesiegbare Kraft und natürliches göttliches Vertrauen. Meine Stimme klingt stark und hell weit hinein ins Universum.

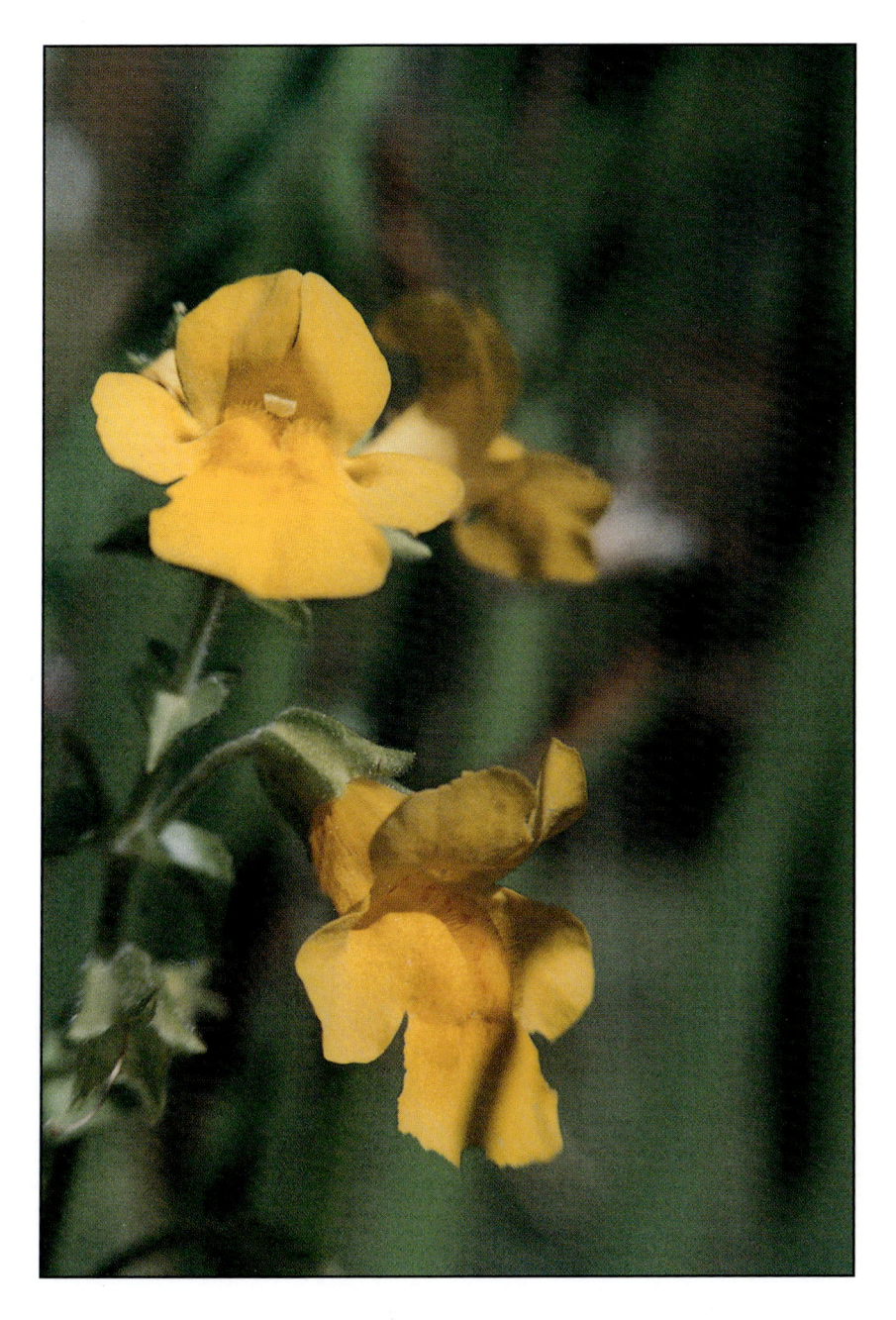

20. Mimulus – Gefleckte Gauklerblume

Blütenpotential:

Positiver Zustand: Tapferkeit und Mut.
Negativer Zustand: Angst vor körperlichen Schmerzen. Reale Angstbegriffe.

Körperarbeit:
Ich bin mutig

„Stärkung der Niere"
Angst steht immer im Zusammenhang mit Blockaden am Nierenmeridian.

Ausführung:
Stelle Dich aufrecht hin und lächle. Deine Beine sind geschlossen, die Fußknöchel berühren einander. Mittelfinger und Daumen je einer Hand so aufeinander legen, daß sich die Fingerspitzen berühren. Die Zeigefinger legen sich im Halbkreis dazu. Die Hände in dieser Haltung in der Nierengegend auf dem Rücken plazieren (eine Handbreit oberhalb der Taille, etwa zwei Finger breit rechts und links von der Wirbelsäule) und zwar so, daß sich die Mittelglieder der Mittelfinger berühren. Sinke locker in die Knie und beuge nun den Oberkörper leicht nach hinten. Mit dem Einatmen wieder aufrichten. Füße dabei gegen den Boden drücken, die Beine bleiben geschlossen. Diese Übung 8x ausführen.

Wirkung:
Durch das Zusammenschließen der Finger ergibt sich eine Wirkung auf Herz-, Lungen- und Kreislaufmeridian. Der

Ming Men Punkt in Taillenhöhe vervielfältigt das Yang. Die Nierentätigkeit wird angeregt. Energie wird über die Niere in den ganzen Körper transportiert. Die Kippbewegung nach hinten stärkt die Lendenwirbelsäule und die Ileosakralgelenke (Kreuzbein/Darmbein).

Übe täglich!

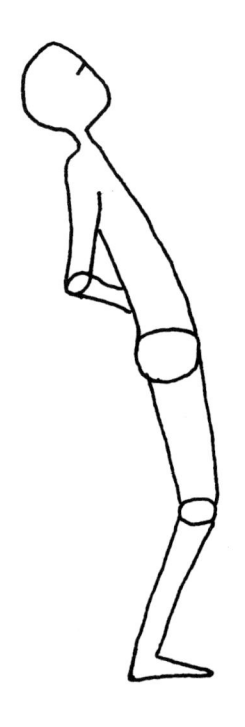

Mustard

Ich schaue in das blühende Senffeld, wenn Traurigkeit und Schwermut sich über mich senken. Es wogt das Senffeld und wiegt mich im Rhythmus des Windes. Wärmendes Sonnenlicht empfängt mich und glückselige Freude erhellt meine Gedanken – meine Seele. Des Senffeldes Wiegen schwingt in mir zu höherem Ahnen von freudvoller Sehnsucht zu strahlendem goldenen Licht.

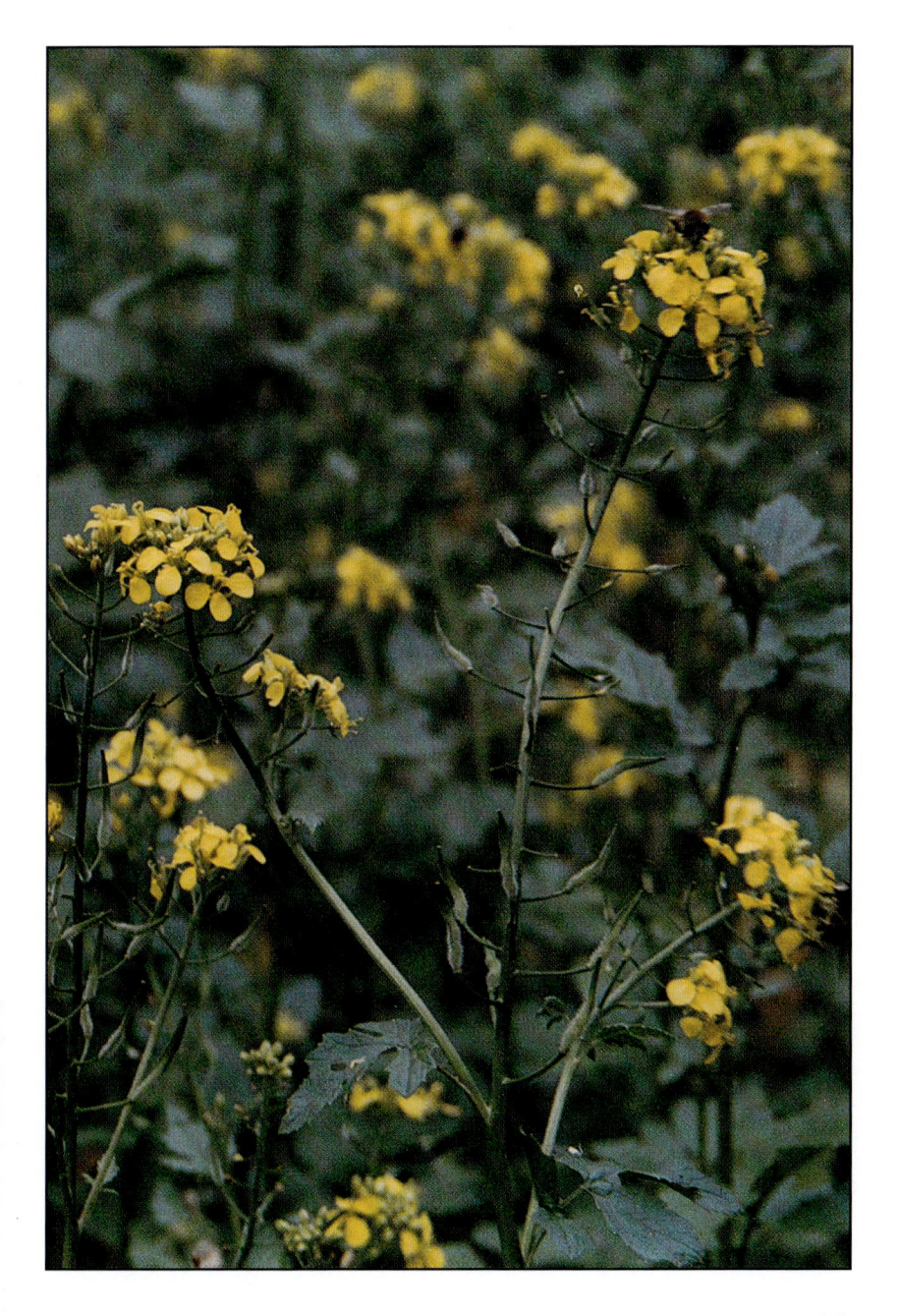

21. Mustard – Wilder Senf

Blütenpotential:

Positiver Zustand: Man strahlt wie das Senffeld von innen heraus die Freude und Heiterkeit aus.
Negativer Zustand: Man ist schwermütig und unlustig.

Körperarbeit:
Bewußtsein verändern

„1. Übung der 5 Tibeter"

Ausführung:
Stelle Dich aufrecht hin, die Füße sind parallel und hüftbreit auseinander gestellt. Die Knie sind locker und leicht gebeugt. Lenke Deine Aufmerksamkeit in Deinen Bauch. Der Oberkörper ist aufrecht und gerade. Atme ein und breite Deine Arme seitlich aus. Suche einen Gegenstand (Bild oder einen Baum) Dir gegenüber, den Du anschaust, ja fast fixierst. Beginne Dich nun nach rechts um Deine eigene Achse zu drehen. Schaue den Gegenstand an, solange es Dir möglich ist. Nach der Drehung blickst Du sofort wieder auf Dein Fixierbild. Das bewirkt, daß sich Dein Kopf und Dein Körper verschieden schnell drehen. Außerdem verhindert es, daß Du sehr rasch schwindlig wirst. Leichter Schwindel ist beabsichtigt, denn dadurch erlebst Du das Gefühl, daß Du durch Atmung und Sammlung auf Deine Körpermitte fähig bist, wieder in die Balance zurückzukommen.
Sage Dir bei jeder Drehung die Affirmation: *„Ich löse mich von allem Negativen."*

Beginne mit drei Drehungen und steigere langsam auf 21, aber nicht mehr.
Beschließe die Übungen, indem Du die Hände faltest und auf Deine Fingerspitzen schaust.

Wirkung:
Durch die rechts drehenden Bewegungen wird der Energiefluß von der Erde in den Körper verstärkt.

Übe täglich und steigere von Woche zu Woche um jeweils drei weitere Drehungen.

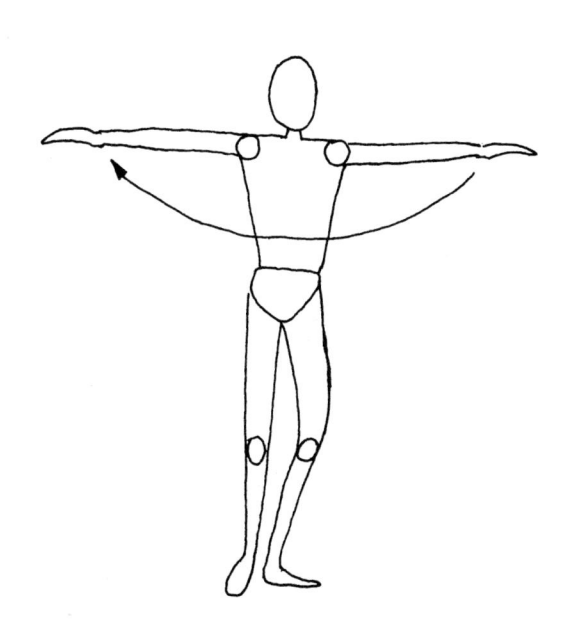

Oak

Immer Hoffnung haben, weiter kämpfen, niemals aufgeben! Ich stehe unter dem Druck meiner Leistungen, meiner Verläßlichkeit und meiner Standhaftigkeit. Meine Hartnäckigkeit und mein falsches Pflichtbewußtsein verhelfen mir zu meinen Siegen. Ich kämpfe tapfer weiter und gebe nicht auf. Niederlagen, Schwäche, Krankheit sind Fremdwörter und passen nicht zu meinem Wesen. Mit der Blütenessenz der Eiche kann ich meine eigenen Grenzen zulassen, der innere Druck weicht und ich bekomme neue Kraft und Stärke. Ich gönne mir Rast und Ruhe und trotzdem bin ich immer da, wenn Du mich brauchst.

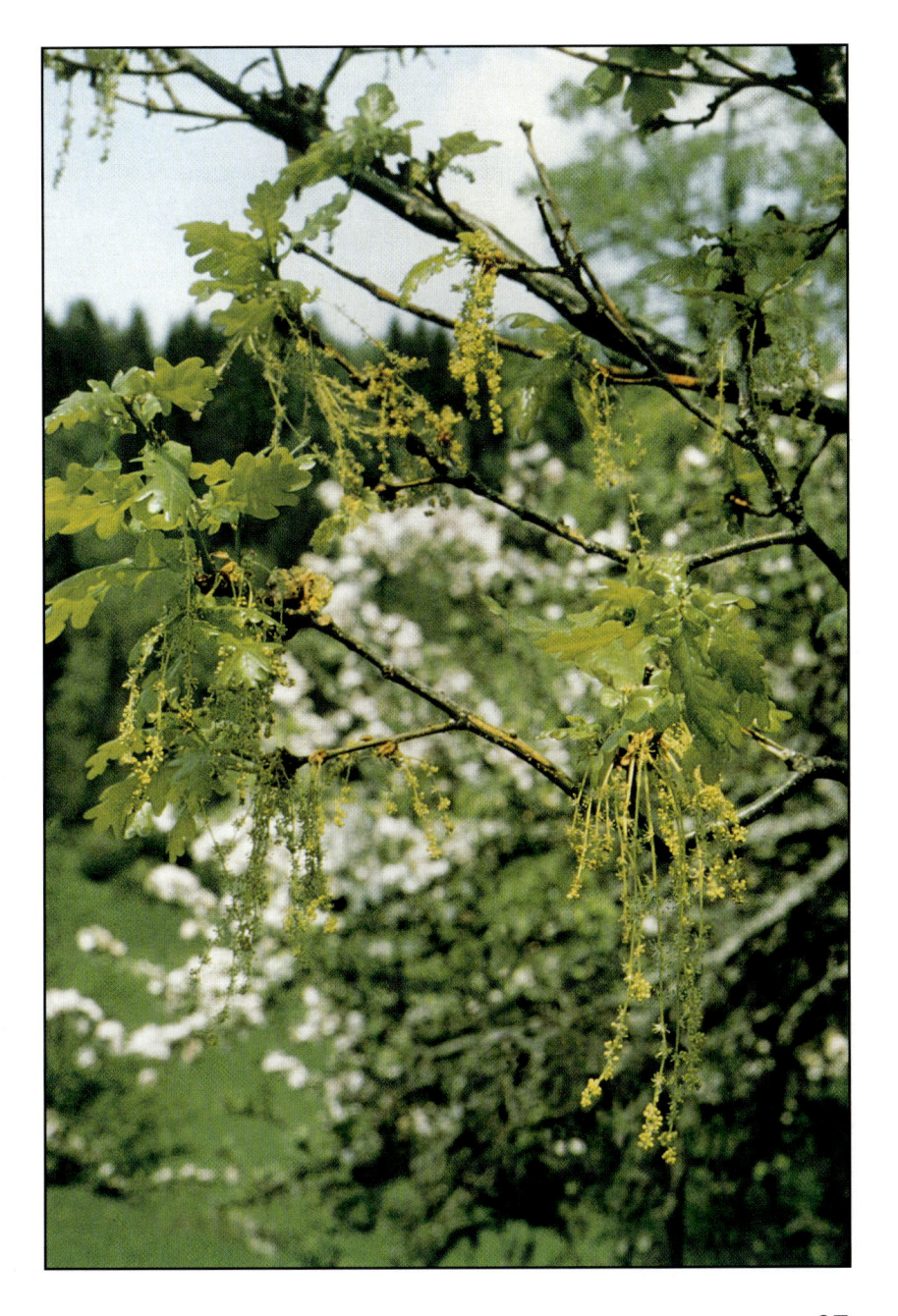

22. Oak – Eiche

Blütenpotential:

Positiver Zustand: Kraft, Ausdauer und Fleiß
Negativer Zustand: Man fühlt sich unentbehrlich und ignoriert seine Erschöpfung. Man muß lernen, sich ein wenig Ruhe zu gönnen.

Körperarbeit:
Druck lösen

„Die Eule"

Die Weisheit der Eule schenkt Dir neue Kraft und Entspannung.

Ausführung:
Du kannst diese Übung im Sitzen oder im Stehen ausführen. Natürlich auch während einer Pause beim Auto fahren.
Fasse mit der rechten Hand den linken Kapuzenmuskel (Musc. trapezius), das ist Dein Schultermuskel. Du kannst ruhig fest zupacken. Drehe Deinen Kopf beim Einatmen auf die rechte Seite. Beim Ausatmen den Kopf nach links, zum gefaßten Muskel drehen, und förmlich in den Muskel „hinein atmen". Noch zweimal wiederholen. Den Kopf nach vorne hängen lassen und ruhig durchatmen.
Nun mit der linken Hand den rechten Muskel packen. Den Kopf diesmal beim Einatmen nach links und beim Ausatmen nach rechts drehen. Wiederhole auch zwei mal. Den Kopf nach vorne hängen lassen und die Muskeln entspannen.

Wirkung:
Diese Übung löst Spannungen im Schulterbereich die von langem Sitzen und Lesen herrühren. Auch seelische Verspannungen setzen sich im Schultermuskel ab.

Mache öfters mal eine Pause und denke an die „Eule".

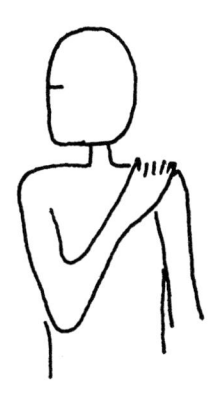

Olive

Schenke mir Kraft, liebe Olivenblüte, ich bin erschöpft und ohne Energie. Spende mir Trost in schweren Tagen, wenn all meine Kraft dahinschwindet. So kräftig wächst nur der Olivenbaum, mit einer Lebensenergie, die nie zum Stillstand kommt, mit einer Blütenpracht, die den Baum hell erstrahlen läßt. All diese Kraft überträgt er meiner Seele, meinem Geist und meinem Körper. Alles kommt mit dieser Blüte in Einklang und harmonische Ausgeglichenheit erfüllt mein Leben und meine Arbeit. Ich vergesse meine Müdigkeit. Mein Geist ist wach, meine Seele erfüllt von Freude und Glück. Mein Körper ist voll Energie.

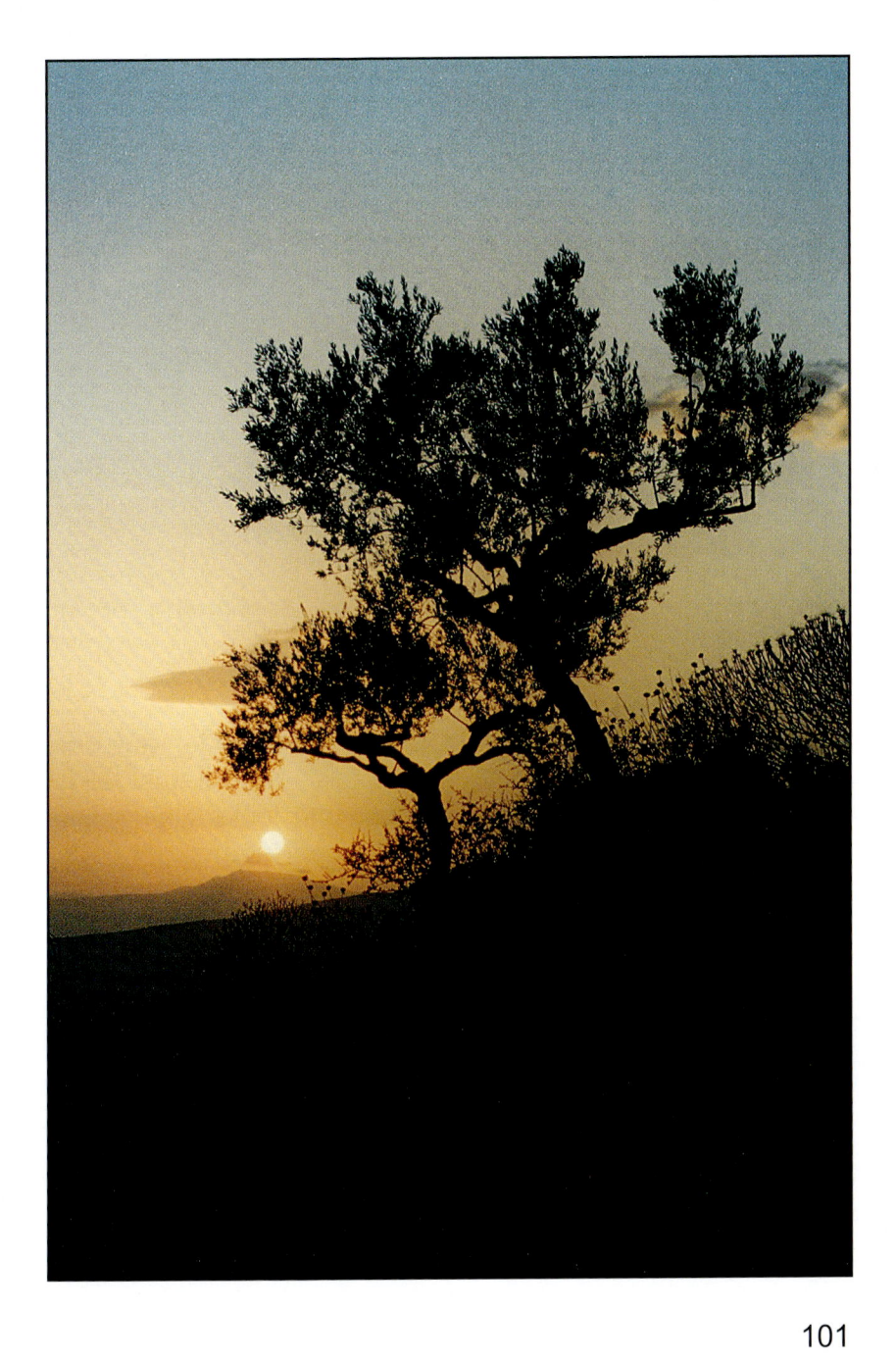

23. Olive – Olive

Blütenpotential:

Positiver Zustand: Man kann mit seiner Energie gut umgehen.

Negativer Zustand: Man ist völlig erschöpft, leidet unter extremer Ermüdung von Körper, Geist und Seele.

Körperarbeit:
Lebenskraft steigern

„Kleiner Energiekreislauf", Wirbelsäulen-Atmung IV im Sitzen

Ausführung:
Setze Dich sehr aufrecht auf einen Sessel oder auf den Boden. Der Nacken ist „lang", das heißt, das Kinn ist leicht zur Brust gesenkt. Atme ganz ruhig und lenke Deine Aufmerksamkeit in den Bauch. Nach ein paar Atemzügen legst Du Deine Zungenspitze an den Gaumen, an die Kante hinter Deinen Schneidezähnen. Nicht pressen, damit die Zirkulation nicht unterbrochen wird.

Nun lenke beim Einatmen Deine Aufmerksamkeit an Deine Wirbelsäule. Denke Dich von Deinem Steißbein über Dein Kreuzbein in Deine Lendenwirbelsäule. Komme gedanklich, Wirbel für Wirbel, hinauf in Deine Brustwirbelsäule, dann über Deine Halswirbelsäule und den Nacken bis zu Deinem Scheitel. Stelle Dir vor, wie ein lebendiger Kraftstrom mit Deiner Einatmung an Deiner Wirbelsäule entlang fließt. Während der Ausatmung stelle Dir vor, wie dieser Kraftstrom

über die Stirne, den Hals, die Brust in den Bauch und Beckenraum fließt.
Hier schließt sich der Kreislauf und Du beginnst von neuem.
Übe solange es Dir guttut, oder bis Du das Gefühl neuer Energie spürst.
Zum Abschluß dieser Übung massieren Männer den Bauch mit der flachen Hand 14x im Uhrzeigersinn, dann 14x dagegen. Frauen beginnen gegen den Uhrzeigersinn, dann mit ihm.

Wirkung:
Steigerung der Vitalität, Empfindung eines lange anhaltenden Wärmegefühls.

Übe, wann immer Du es nötig hast.

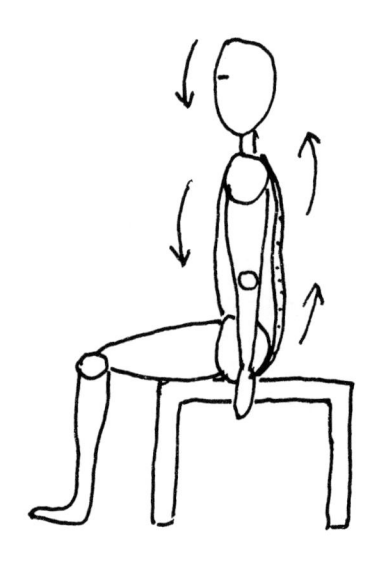

Pine

Die Kiefer ist der Feuerbaum, der Ausdauer und Aufrichtigkeit schenkt. Ihre Blüten vertreiben die Schuldgefühle, die Dich fast erdrücken und zum Boden beugen. Sie erteilt Dir Lebensfreude und vertreibt die Selbstvorwürfe. Spür' doch das wärmende Feuer, es durchflutet dein Wesen. Spür' doch die Kraft, die Dich zur Vergebung und Verzeihung hinführt. Schau in das Feuer der Kiefer und Du wirst aus deinem Traum erwachen und die Wirklichkeit erleben. Du brauchst keinen Freiheitskampf führen, Du brauchst nur Dir zu vergeben und Dich zu lieben. Alle alten Verstrickungen und verwirrten Gefühle lösen sich. Es spiegelt Dir eine Persönlichkeit der Reife wider, die aufrecht und verzeihend ihren Weg durchs irdische Leben wandert.

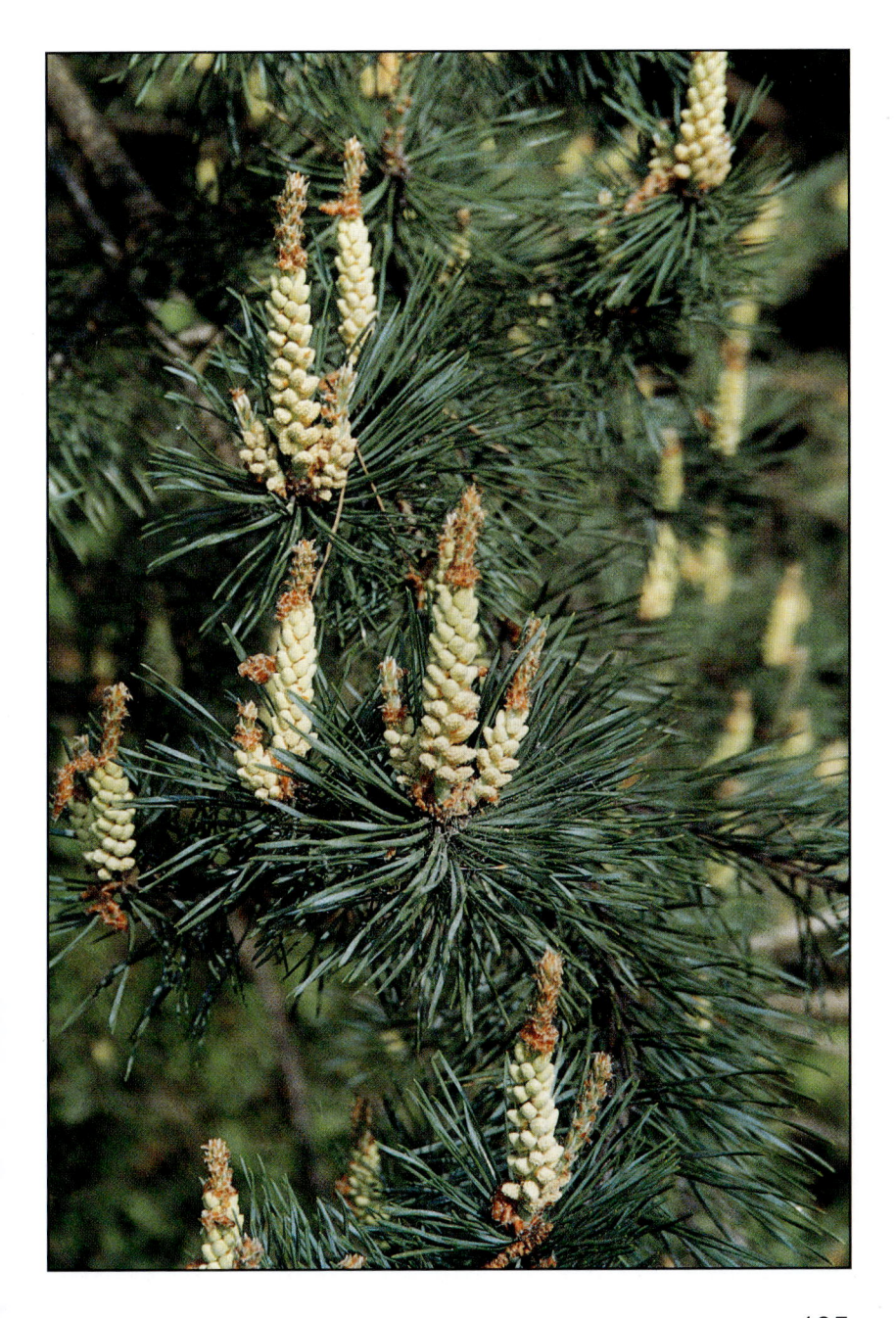

24. Pine – Schottische Kiefer

Blütenpotential:
Positiver Zustand: Man kann sich und andern verzeihen, bzw. sich und andere akzeptieren.
Negativer Zustand: Man hält hartnäckig an seiner Schuld fest, hat Gewissensbisse und übernimmt auch die Schuld anderer.

Körperarbeit:
Alles Sein ist Liebe

„Der Schulterstand"

Aktivierung des Energiezentrums an der Stirne. Das Stirnchakra öffnet sich wie eine Blüte in der Mitte der Stirne oberhalb der Augenbrauen. Es ist das Bewußtseinszentrum der absoluten Liebe, die auch Dich selbst einschließt. Die zugeordnete Farbe ist ein tiefes, dunkles Blau.

Ausführung:
Lege Dich auf den Rücken. Hebe zuerst nur die Beine vom Boden weg. Wenn Du Probleme mit der Wirbelsäule hast, winkle sie dabei an. Wenn Du magst, kannst Du die Hände unter das Gesäß legen, damit Deine Lendenwirbelsäule entlastet ist. Strecke die Beine nun so nach oben, daß die Fußsohlen zur Decke schauen. Lasse die Muskeln in Deinen Beinen locker. Entspanne sie, ohne Deine Beine dabei zu schütteln. Falls Du unter zu hohem oder zu niedrigem Blutdruck leidest, Glaukom hast, oder ähnliches, oder Du einfach keine Lust auf den Schulterstand hast, läßt Du die Beine einfach nur locker nach oben stehen. Gewöhne Dich

an diese Umkehrstellung. Wenn Du dann dazu bereit bist, hebe Dein Becken und den unteren Rücken, gestützt von den Armen, nach oben, zum Schulterstand. Die Oberarme und Ellbogen liegen am Boden auf. Das Kinn ist an der Brust. Leicht in den Bauchraum atmen. Denke: „*Ich bin.*"
Bleibe nur so lange in dieser Stellung, so lange Du Dich dabei wohl fühlst. Beende diese Haltung, indem Du Deinen Rücken Wirbel für Wirbel auf den Boden zurücklegst. Den Kopf dabei nicht von der Unterlage abheben. Die Beine angewinkelt aufstellen und die Lendenwirbelsäule gegen die Unterlage drücken. Entspannen und ruhig und gleichmäßig atmen. Lasse aber Deine Aufmerksamkeit noch an der Stirne ruhen.

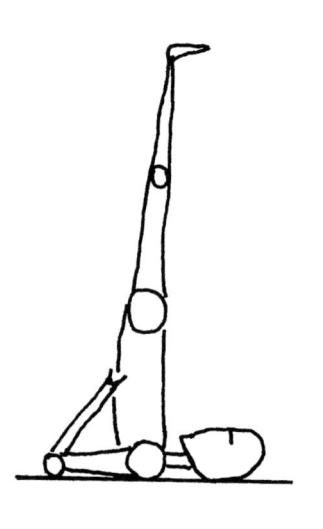

Wirkung:
Der Schulterstand oder die Kerze wirkt sich positiv auf den gesamten Organismus aus. Die Übung verbessert die Gehirndurchblutung und entlastet den Kreislauf. Die Stauungen in den Beinen werden verringert. Die Hormondrüsen werden angeregt und die Verdauung gefördert. Die Übung stärkt und festigt die Rücken-, Bein-, Nacken- und Bauchmuskulatur.

Nimm Dir Zeit zum Üben.

Red Chestnut

Die roten Blütenkerzen der Kastanie lösen die Angst aus deiner Seele, eine Angst, in der Du Dich selbst vergißt und Deine Liebsten im Unglück wähnst. Dein Geist wird beruhigt, Deine Sorgen werden in Mitgefühl verwandelt. Du fühlst Dich befreit von der Sorge um mich und ich kann befreit aufatmen, denn Deine Sorge war sehr belastend für mich. So helfen mir Deine liebenden Gedanken und bringen mir die Botschaft des Glücks, des Friedens und der Befreiung.

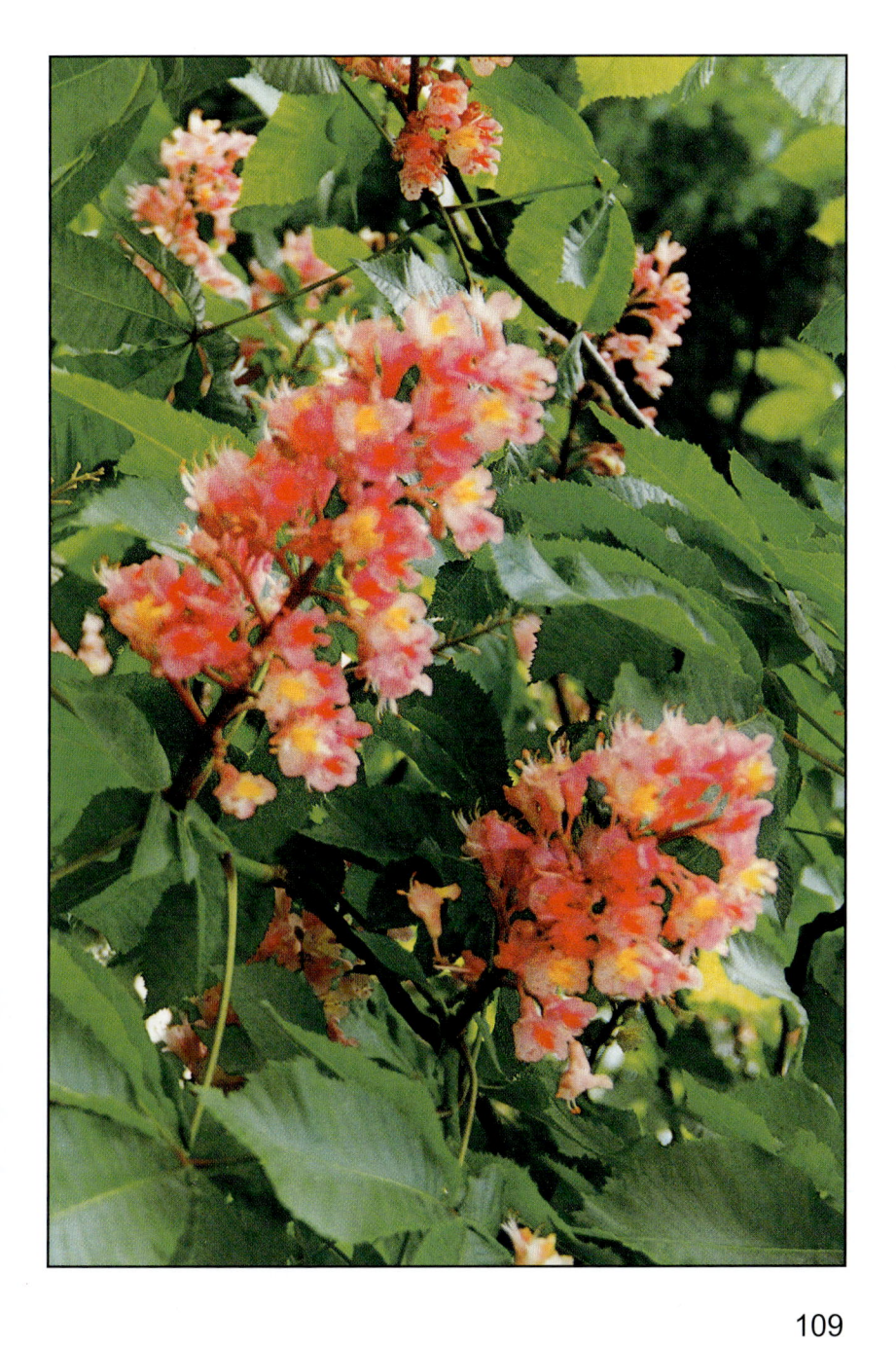

25. Red Chestnut – Die rote Kastanie

Blütenpotential:

Positiver Zustand: Gute und liebevolle Gedanken für andere. Man kann mit Problemen der Mitmenschen gut umgehen, bewahrt sich aber seine Eigenheit.
Negativer Zustand: Starke symbiotische Verbindung zwischen Menschen. Man sorgt sich übertrieben um andere.

Körperarbeit:
Freiraum lassen

„Das Herz beleben"

Ausführung:
Du stehst mit geschlossenen Beinen so da, daß sich Deine Fußknöchel berühren. Deine Arme sind neben dem Körper und Dein Blick ist geradeaus gerichtet. Lächle! Falte nun Deine Hände so vor der Brust, daß Deine Unterarme waagrecht sind und die Fingerspitzen nach oben schauen. Sinke nun locker in die Knie. Schiebe Deine Hände auf einer Ebene nach links, soweit es Dir möglich ist, ohne den Oberkörper zu verwinden. Gleichzeitig die Hüften und die Knie nach rechts schieben, also in die entgegengesetzte Richtung. Dein Blick bleibt immer geradeaus. Nun die Bewegung gegengleich ausführen.
Übe abwechselnd nach jeder Seite 8x.
Beachte, daß die Hüfte geschoben und nicht gedreht wird.
Übe langsam, ohne Hast. Verweile einen Augenblick in der seitlichen Endstellung, bevor die Übung rückläufig wird.

Wirkung:
Starke Belebung für das Herz-Kreislauf-System. Das Gebiet um den fünften Brustwirbel wird durch die Seitwärts-Bewegung der Hände gelockert und massiert. Blockaden werden durch diese Übung gelöst. Das Gebiet wird muskulär entkrampft. Energie kann wieder fließen und Wärme geht vom Rücken aus und verbreitet sich über den Brustkorb bis hinauf zum Gesicht. Die Bewegung der Hüfte trainiert Bein- und Beckenmuskulatur.

Täglich üben, besonders wenn Du wetterfühlig bist.

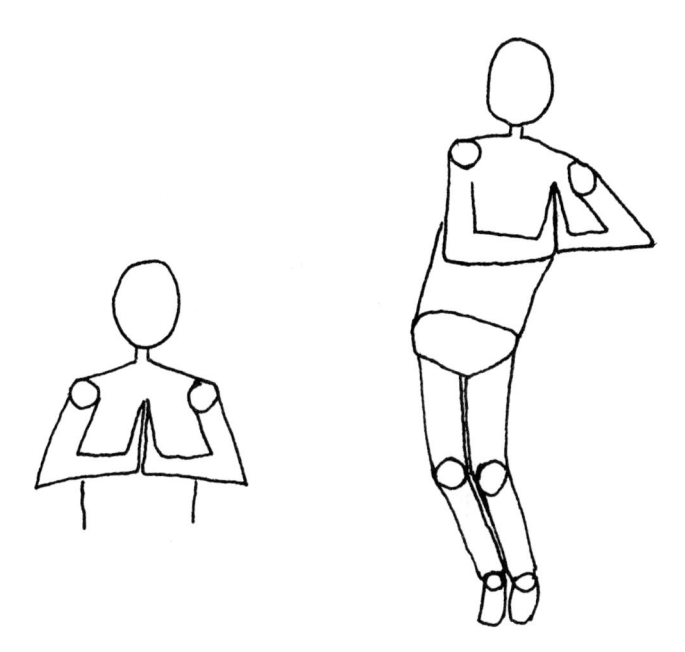

Rock Rose

Leise zittern im Hauch des Windes die goldgelben Blüten des Sonnenröschens. Sie beben im Licht der Sonne, wie meine Seele bebt und erzittert vor unermeßlichem Schreck bis ins Mark. Panische Gefühle der Angst und des Schreckens halten meine Seele gefangen. Bring' den Frieden in meine Tiefen und löse die Traumen des Seins. Dann kann ich befreit als sonniges Wesen Gott in das goldene Licht des Heils entgegenschreiten.

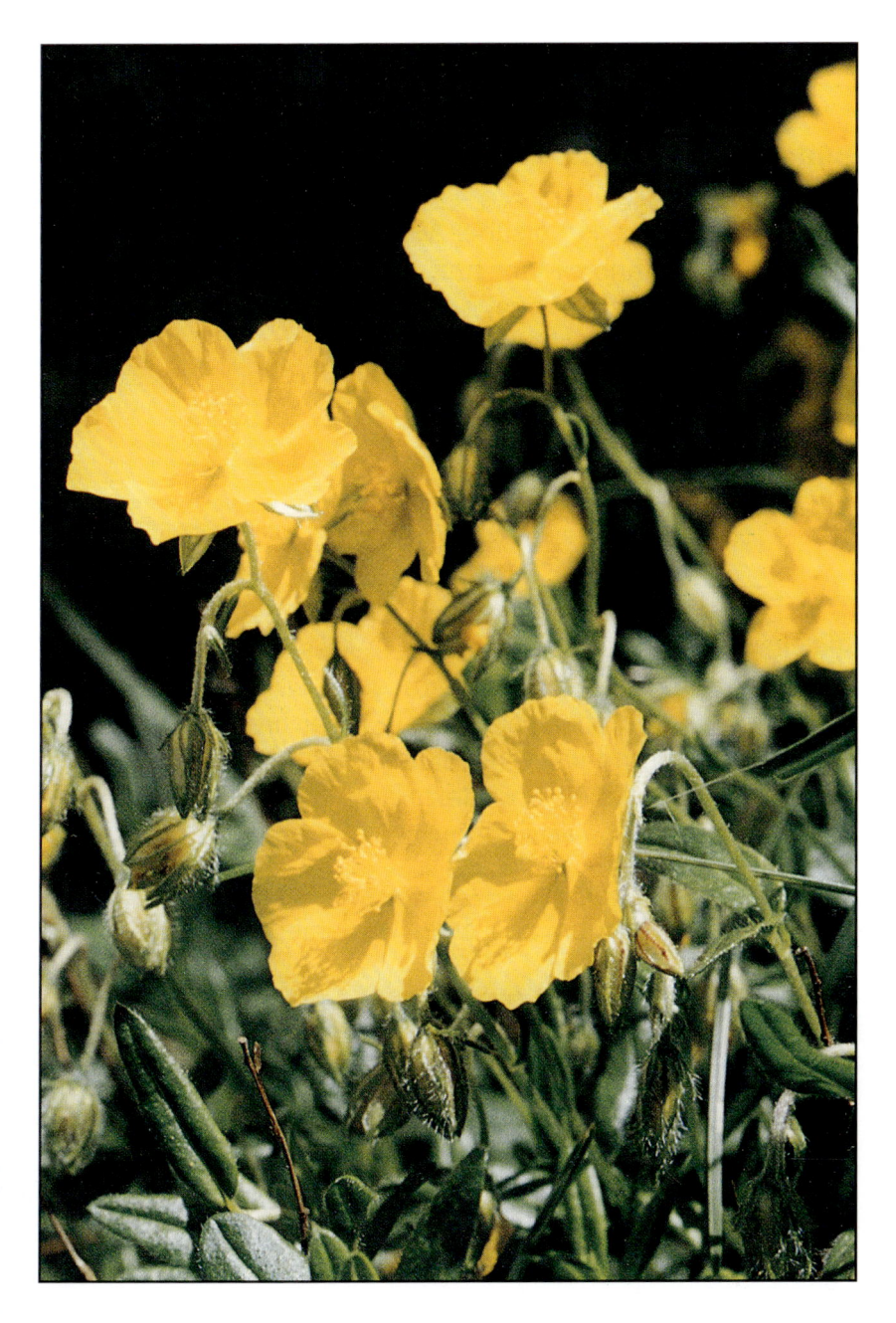

26. Rock Rose – Gelbes Sonnenröschen

Blütenpotential:

Positiver Zustand: Heroischer Mut
Negativer Zustand: Man hat ein angegriffenes Nervensystem, plötzliche Angstzustände wie blankes Entsetzen und ist sehr schreckhaft.

Körperarbeit:
Die eigene Kraft beschützen

„Die Zange"

Aktivierung des Sonnengeflechtes, des Solarplexus. Das Nabelzentrum oder Nabelchakra geht von der Lendenwirbelsäule aus und öffnet sich zwei Finger breit oberhalb des Nabels nach vorne wie eine Blüte. Es ist das Bewußtseinszentrum der Weisheit und des Friedens, das Zentrum der persönlichen Kraft. Die zugeordnete Farbe ist gelb.

Ausführung:
Die Zange kann man aus zwei verschiedenen Stellungen beginnen.
Aus der Rückenlage: Die Beine sind geschlossen und gestreckt, die Arme seitlich am Körper, die Hände an der „Hosennaht", das Kinn an der Brust. Oberkörper aufrichten, sich aus der Taille herausheben und weit über die Beine beugen. Mit den Händen die Außenseite der Füße fassen und die Unterarme neben den Unterschenkeln auf den Boden legen. Den Kopf in Richtung Knie sinken lassen. Die Aufmerksamkeit auf das Sonnengeflecht richten. Habe die

Vorstellung: „*Es strahlt...*" Stellung so entspannt wie möglich halten. Tief zum Bauch und Rücken atmen. (Beachte, wenn der Kopf nicht zu den Knien kann, kommen die Knie zum Kopf.)
Die Übung kannst Du auch aus dem Sitzen ausführen: Die Knie aufstellen, die Beine sind geschlossen. Fasse nun mit Deinen Händen die Außenseite Deiner Füße. Lege Deine Stirne auf Deine Knie und rutsche mit den Beinen so weit nach vorne, so weit Du kannst, ohne daß Deine Stirne sich von Deinen Knien löst.

Wirkung:
Dehnung der rückwärtigen Körperpartie; anregend für die Nerven der Wirbelsäule. Die Übung stärkt die Bauchmuskulatur, fördert die Verdauung und macht gelenkig. Die Zange vermittelt ein Gefühl von Vitalität.

Nimm Dir Zeit und übe täglich.

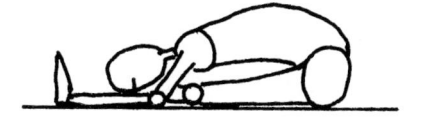

Rock Water

Aus der Tiefe strömt eine Quelle mit fließendem, klarem Wasser ans Licht der Welt. An diesem Punkt hat das Wasser seine höchste Energie, seine höchste Reinheit. Das Wasser aus Quellen schwemmt alle Starrheit und eingeprägten Verhaltensmuster von der Seele und macht sie weich und anschmiegsam. Es ist das Wasser aus den Quellen, das den alten Staub und die starren Gedanken von der Seele wäscht und alte Normen aufweicht. Im Licht der inneren Quelle löse ich mich aus meinen selbsterrichteten Geboten und Verboten und ich bemerke, daß ich mich lieben kann, so wie ich bin, und um meiner Selbst willen geliebt werde. Mein Verstand beginnt der Seele in Harmonie zu begegnen.

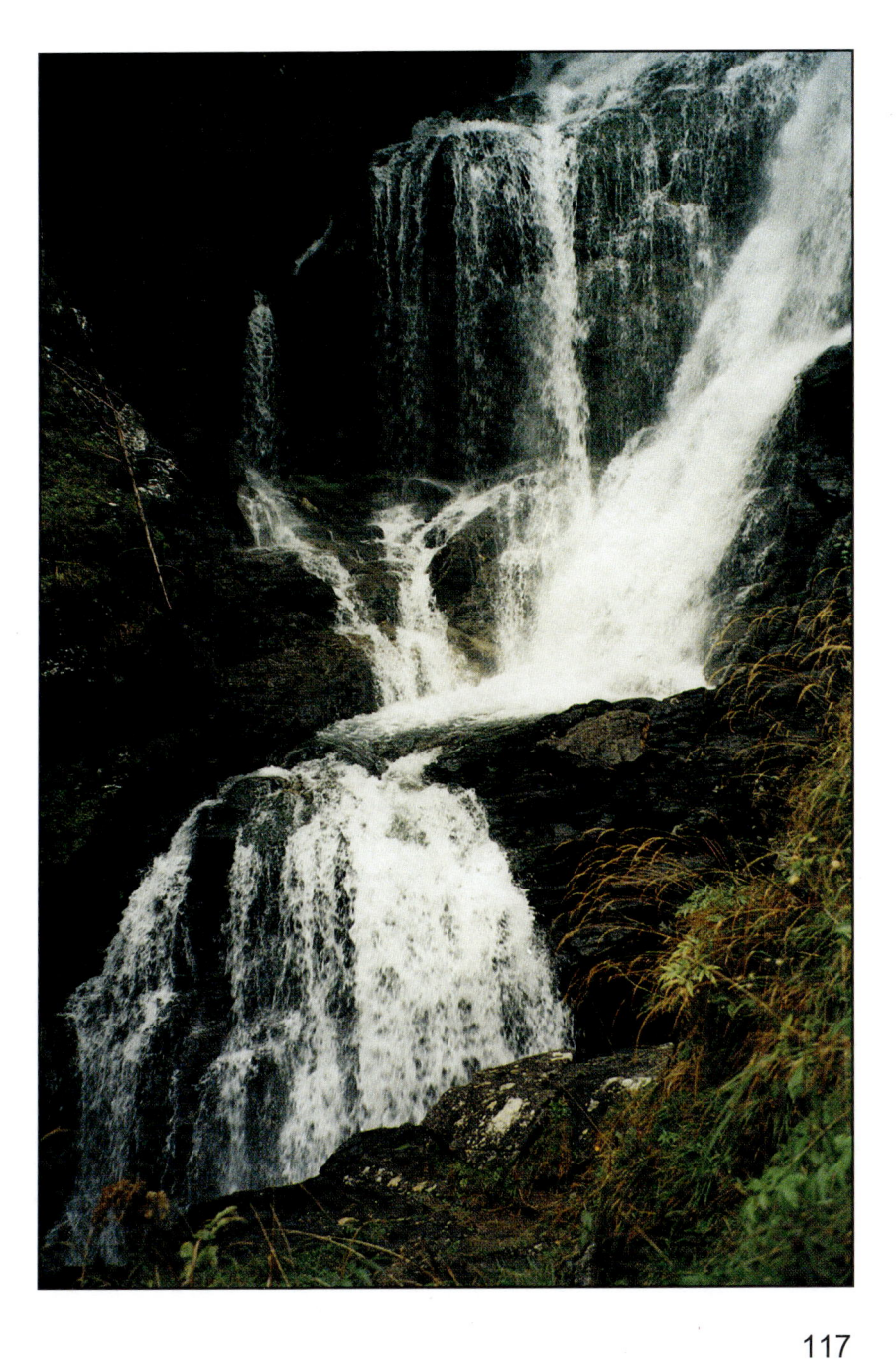

27. Rock Water – Wasser aus heilkräftigen Quellen

Blütenpotential:

Positiver Zustand: Aufgeschlossener Idealist. Man freut sich seines Lebens und kann Neues annehmen.
Negativer Zustand: Man unterdrückt seine körperlichen und emotionalen Bedürfnisse und lebt mit selbstgemachten Zwängen.

Körperarbeit:
Es fließen lassen

„Freie Bewegung nach Musik"

Suche Dir Musik aus, die Dir gut gefällt. Entweder nach Rhythmus oder nach Melodie. Gib Dich ganz dieser Musik hin. Fange an, Dich nach der Melodie zu bewegen, frei und ungezwungen. Lasse Deinen Körper ganz locker, durchtanze den ganzen Raum. Nimm den Rhythmus mit Deinen ganzen Sinnen auf. Es ist egal, welche Bewegungen Du dazu machst, aber sie sollten fließend sein.
Übe 5–10 Minuten lang, oder länger.
Zum Entspannen kannst Du Dich auf den Rücken legen und tief aus- und einatmen.

Übe am Anfang täglich, dann immer wenn Du dazu Lust hast.

Wie Wasser

Du kannst es nicht formen,
    nicht festhalten,
    nicht brechen.
Aber
du kannst es sehen und spüren.
Es umspült dich, berührt dich.
Es streichelt, ja es trägt dich.

Mit ihm verschmelzen, eins werden!

Vereinigt wächst die Kraft,
vervielfacht sich, reißt dich fort.
Du spürst Kraft, Frische, Liebe!

Ob weich dahinfließend,
oder schäumend und tosend,
es ruht in seiner Mitte.
Nie verliert es seine Identität.

Sein wie Wasser!
                             (Otti)

Scleranthus

Ich bin ins Schwanken geraten. Unsicherheit prägt die Seele. Ich trete auf der Stelle und weiß nicht, ob ich soll oder nicht. Vom Gefühl her möchte ich wohl, doch hat man mir zu verstehen gegeben, daß ich nicht soll. Ich bin unschlüssig und unsicher. Schon an meinen schwankenden Bewegungen ist dieser innere Zustand bemerkbar. Der Einjährige Knäuel sagt uns: Suche nach der Erkenntnis in Deinem Herzen und Du wirst Bestimmtheit erlangen. Dein Handeln hat einen tiefen Sinn und bringt Kraft und Weisheit in Deine Seele. Du brauchst nicht mehr zu schwanken, Deine Entscheidungen werden von Deiner Seele gelenkt. Es ist das tiefe Wissen, das den Willen der Seele bildet und stärkt. Der Wille, daß Du imstande bist; Entscheidungen mit Bestimmtheit zu fällen, alle Unsicherheit verlierst und Dich wagst ins Leben zu stürzen.

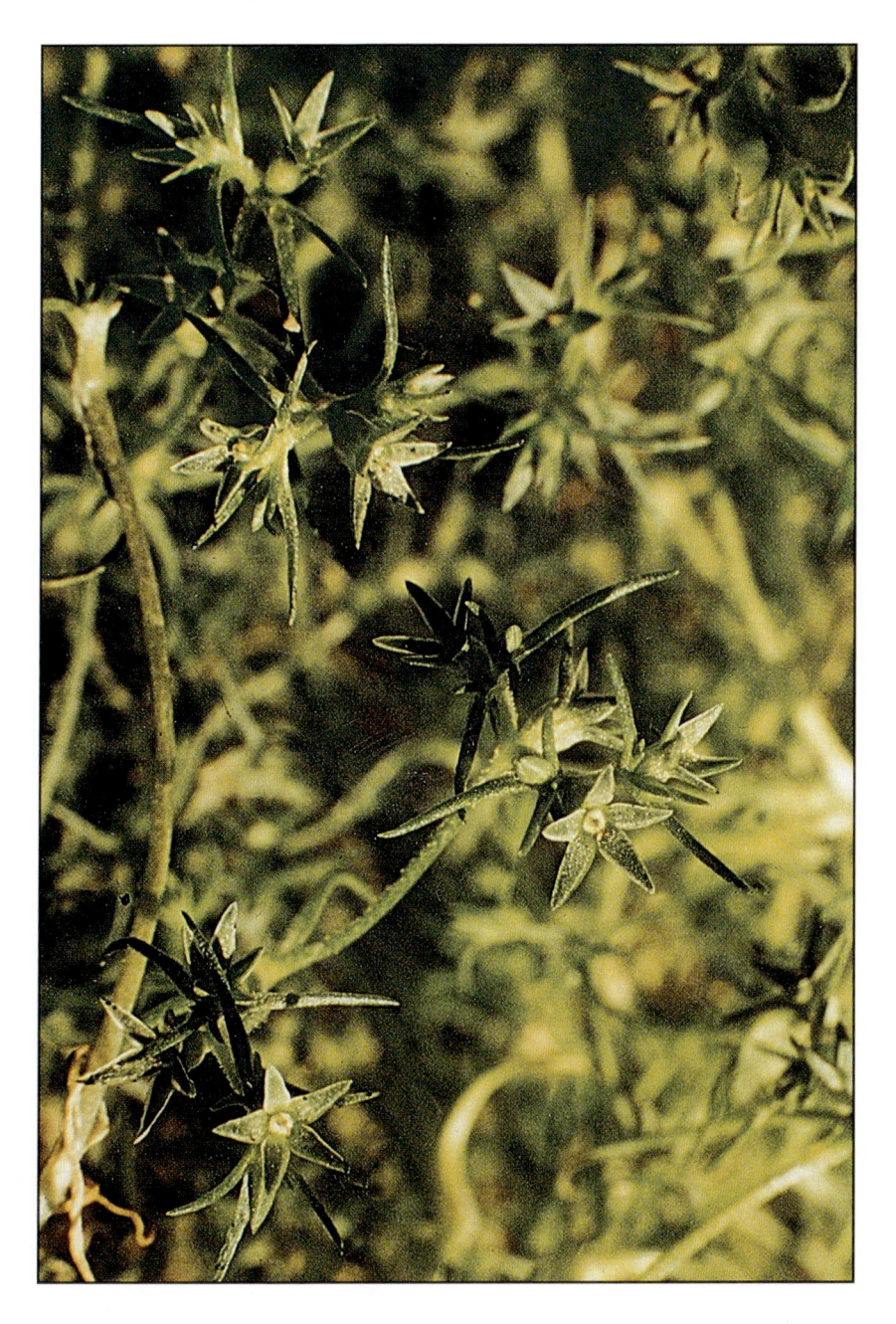

28. Scleranthus – Einjähriger Knäuel

Blütenpotential:

Positiver Zustand: Man ist konzentriert, vielseitig, beweglich, körperlich sowie auch geistig. Man trifft die richtigen Entscheidungen im richtigen Moment.
Negativer Zustand: Man leidet unter Stimmungsschwankungen. Man kann das Gleichgewicht nicht halten.

Körperarbeit:
Bewegen statt schwanken

„Der Phönix breitet seine Flügel aus"

Ausführung:
Stelle Dich aufrecht hin, die Beine etwas geöffnet und die Knie locker. Lächle! Hebe Deine Arme in Brusthöhe, Deine Hände halten einen imaginären Ball. Die rechte Hand ist oben. Körpergewicht nach rechts verlagern und mit dem linken Bein einen halben Schritt nach links machen, so daß die Zehen nach außen zeigen. Das Körpergewicht geht mit, ebenso die linke Hand und kommt dadurch in Augenhöhe. Die rechte Hand gleitet währenddessen zur Mitte des rechten Oberschenkels herab, die Handfläche sieht nach unten. Nun in die linke Handfläche blicken, dann die Hand umdrehen. Den Kopf nach rechts hinten wenden und über die Schulter in den rechten Handteller blicken. Die Hand dabei zur Schale formen und den Arm leicht aufheben.
Das Körpergewicht wieder auf den rechten Fuß verlagern und die Hände halten den imaginären Ball.

Übe 8x nach links und dann 8x nach der rechten Seite.
Beachte: Die Übung locker und fließend ausführen. Die Beugung der Knie bleibt während der Gewichtsverlagerung gleich, also auf ein und derselben Höhe. Nicht nach oben ausweichen.

Wirkung:
Ausgleich zwischen Yin und Yang. Die Vitalenergie wird stabilisiert. Bei nervöser Erschöpfung, Schlaflosigkeit und Erkrankungen des Nervensystems. Es tritt Ruhe und Ausgeglichenheit im Übenden ein. Der Körper wird in Balance und ins Gleichgewicht gebracht.
Kann auch öfter als acht mal ausgeführt werden.

Übe täglich! Auch abends.

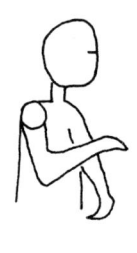

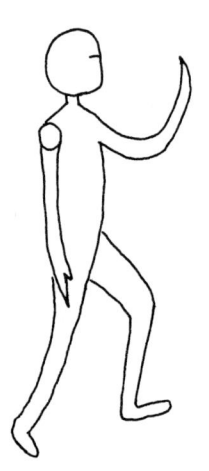

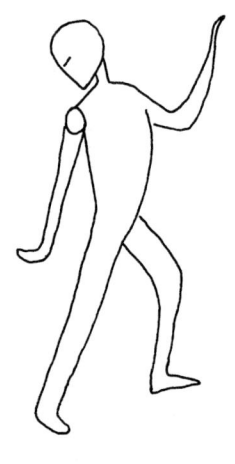

Star of Bethlehem

Als Zeichen der Hoffnung öffnet die kleine Lilie ihre sechs leuchtend weißen Blüten für Frieden und Trost. In der Mitte der Blüte läßt sich eine kleine Krone mit sechs goldenen Staubgefäßen erkennen. Der doldentragende Milchstern ist wohl die Krone der heilenden Blüten Dr. Bachs. Sie befreit mich von Kummer und schweren alten Traumen. Sie löst die Betäubung und Lähmung der alten Schockzustände. Der kleine weiße Milchstern führt mich zur Erlösung und tiefen inneren Freude. In mir herrscht vollkommene Harmonie auf allen Ebenen. In mir ist alles am richtigen Platz, alles ist wieder zurechtgerückt. Mein Schmerz und mein Leid sind im Sinnbild der Reinheit und des Lichtes der Blüte gelöst.

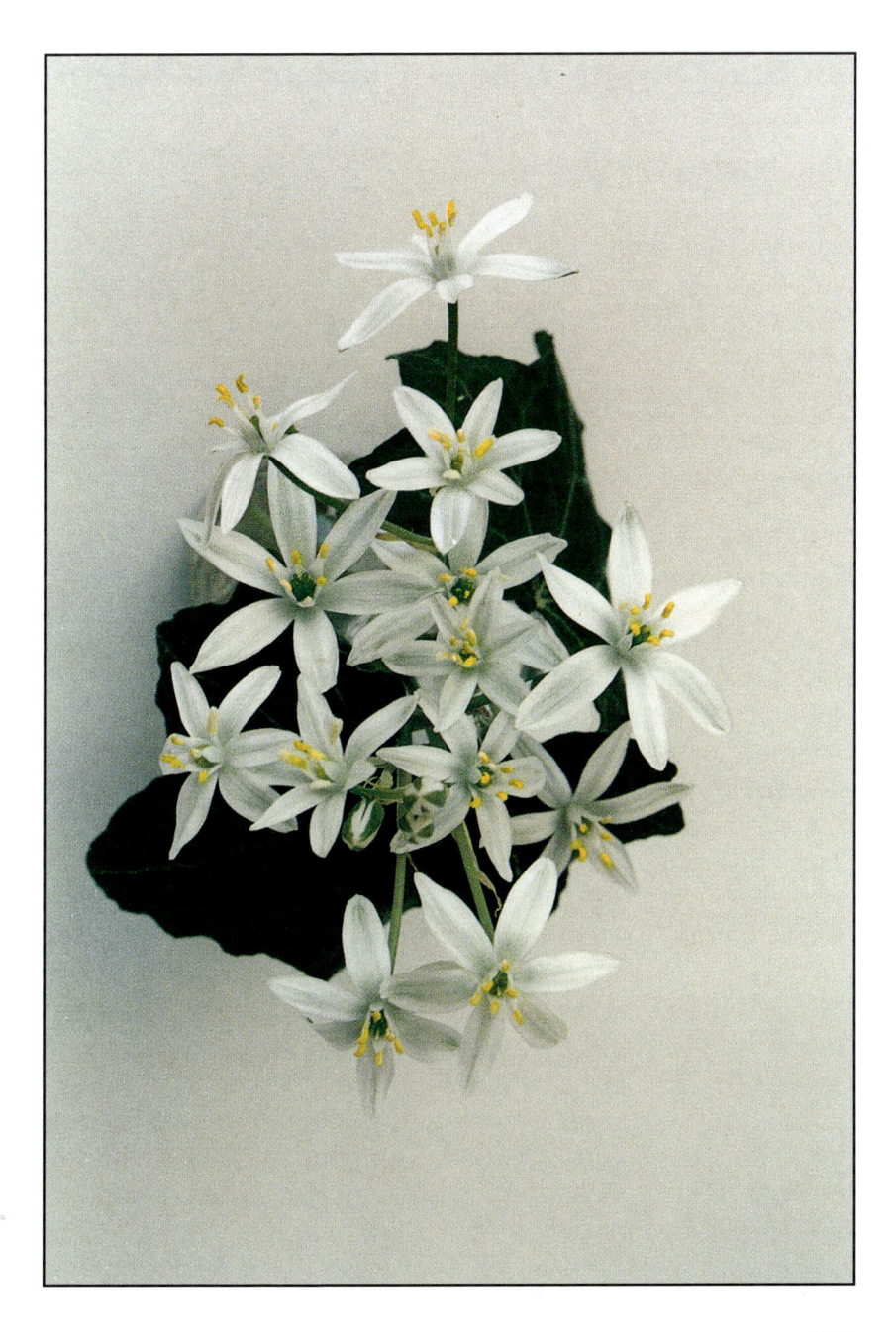

29. Star Of Bethlehem – Doldiger Milchstern

Blütenpotential:

Positiver Zustand: Lebendigkeit und innerer Friede
Negativer Zustand: Sprachlosigkeit, unverarbeitete Belastungen. Man ist innerlich wie betäubt.

Körperarbeit:
Harmonie und Energie

Der menschliche Diamant zwischen Himmel und Erde

8. Diamant: „Entlang der Diamanttreppe"
Daumen und Zeigefinger so zusammenbringen, daß ein Dreieck entsteht (der Diamant). Diesen Diamanten über den Scheitel führen und dort einige Atemzüge lang bleiben. Einatmen, hörbar ausatmen, während der Diamant mit Schwung vor die Stirne kommt. Einatmen, ausatmen, der Diamant kommt jetzt vor die Kehle. In dieser Reihenfolge weiter. Vor dem Brustbein (Herzzentrum) stellt sich der Diamant waagrecht. Die Daumen zeigen zum Körper, die Handflächen zum Boden. Beim nächsten Ausatmen dreht sich der Diamant mit den Handflächen zum Solarplexus, dann zum Bauch und schließlich mit dem letzten Ausatmen zu den Genitalien. Dort bleibt er einige Atemzüge lang. Die jeweiligen Zentren entsprechen den sieben Chakren. Sie sollen in der Mitte des Diamanten liegen. An jeder Stelle kurz anhalten, während Du wieder nach oben steigst. Mit den Händen über dem Scheitel einige Atemzüge lang bleiben. Vielleicht kannst Du Dir die jeweilige Farbe der einzelnen Chakren

dazu vorstellen. Sie entsprechen den Farben des Regenbogens. Mit violett am Scheitel beginnend.

9. Diamant: „Der Diamantträger"
Hände mit dem Diamanten über dem Scheitel langsam öffnen und mit den Handflächen seitlich am Kopf, Hals, Schultern und Rumpf entlang über die Beine und Füße hinunter gleiten...

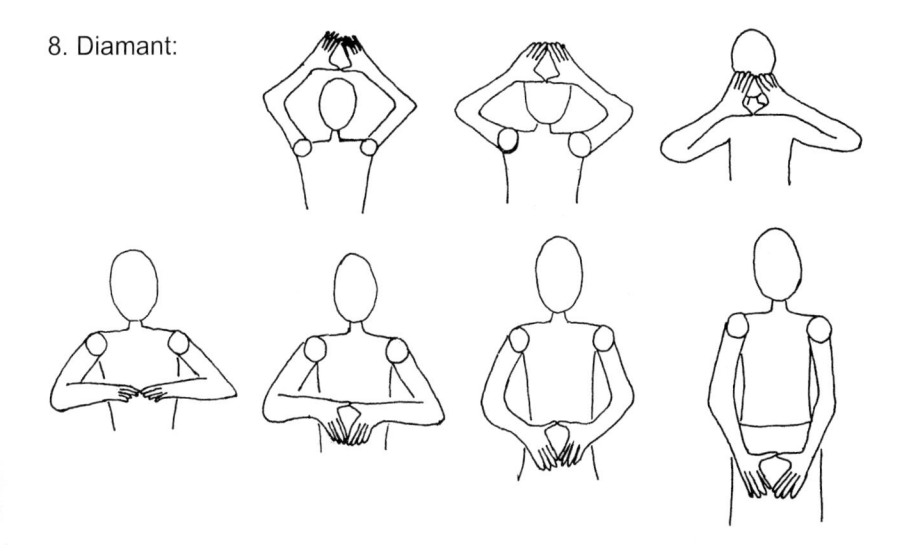

8. Diamant:

10. Diamant: „Der Diamant kehrt zur Erde zurück"
Niederknien und nochmals mit den Händen einen Diamanten formen; Handflächen liegen auf dem Boden, Stirn berührt den Boden, in der Mitte des Diamanten. Diese Stellung etwa eine halbe Minute lang halten, nachspüren.

10. Diamant

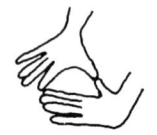

Quantensprung ins neue Leben

11. Diamant: „Bereit für das neue Leben"
So entspannt wie möglich stehen, Arme und Hände vor den Körper halten, Handflächen zeigen nach vorne. Einige Atemzüge diese Mudra (Geste) halten.

12. Diamant: „Geben – Nehmen – Integrieren"
Beide Hände gleichzeitig nach oben bringen, Handflächen zeigen schräg nach oben, Handrücken zum Körper. Nun langsam die Hände weiter nach oben gleiten lassen, leicht zurückbeugen, so daß das Gesicht zum Himmel blickt. Einige Atemzüge in dieser Stellung verweilen. Abschließend Hände und Arme wieder langsam herunterkommen lassen, entweder in Ruhestellung oder an Stellen, an denen es Dir angenehm ist. Etwa eine Minute so bleiben.

Wieder ganz im Hier und Jetzt sein.

11. Diamant

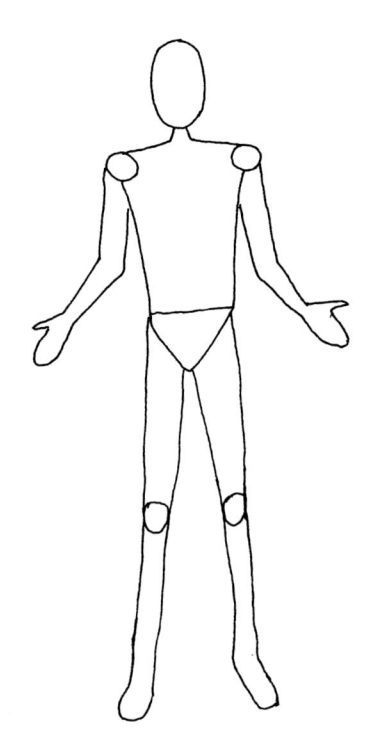

12. Diamant

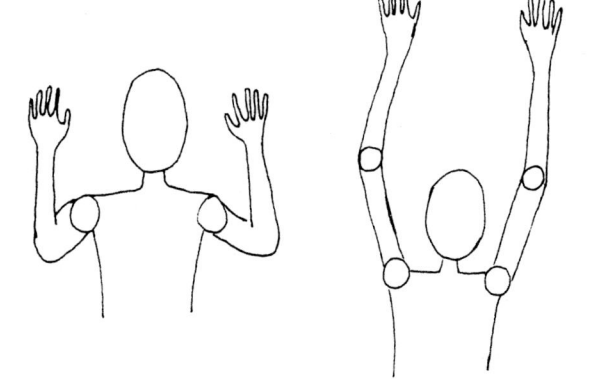

Sweet Chestnut

In der dunkelsten Zeit unseres Lebens, wenn unser inneres Licht zu erlöschen droht, wenn die Qualen und die Verzweiflung unerträglich scheinen und die Seele keinen Ausweg mehr findet, steht uns die edle Kastanie in ihrem goldenen Blütenschein gegenüber und spiegelt ihr Licht in unsere Seelen. Den tiefsten Schmerz der Einsamkeit und der inneren Leere habe ich erfahren und erhalte mit den goldgelben Blüten die Gnade, das Licht Gottes in dieser Dunkelheit zu erkennen. Ich bin nicht verloren in diesem Universum, ich weiß, daß auch ich ein Teil der Schöpfung bin und der Erlösung teilhaftig sein darf. Diese Gnade führt mich zum aufrichtigen Glauben und zur göttlichen Glückseligkeit.

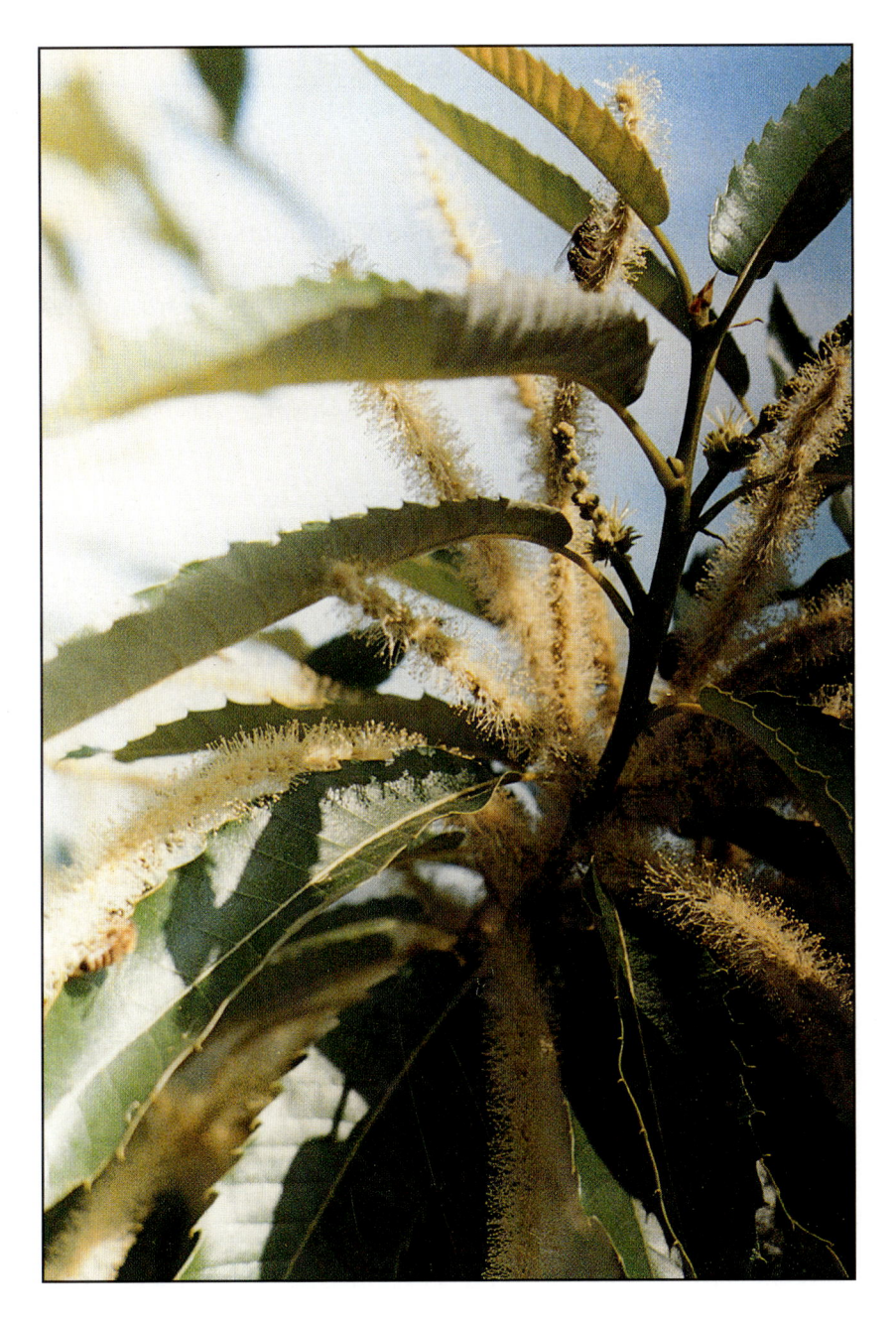

30. Sweet Chestnut – Edelkastanie

Blütenpotential:

Positiver Zustand: Man kann wieder glauben. Man steht an der Tür zu neuen Horizonten.
Negativer Zustand: Unsagbare Belastungen, unerträgliche Verzweiflung.

<u>Körperarbeit:</u>
Neues Licht sehen

„**5. Übung der 12 Diamanten**"; den Horizont erweitern, neue Dimensionen ergründen

Balle Deine Hände leicht zur Faust und führe sie vor der Kehle zusammen. Die Daumen berühren sich und zeigen nach oben. Mit dem Einatmen Fäuste und Ellenbogen nach oben über den Kopf führen; ausatmen und dabei mit den Fäusten einen seitlichen Halbkreis nach unten beschreiben, bis diese am Bauch wieder zusammenkommen. Dann zurück in die Ausgangsstellung. 3–5x üben. Abschließend die Arme und Hände langsam nach unten sinken lassen, nachspüren.
Versuche beim Einatmen und wenn Deine Arme einen Halbkreis beschreiben, Deinen Brustkorb aufzudehnen und weitzumachen.

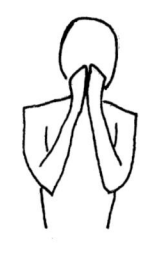

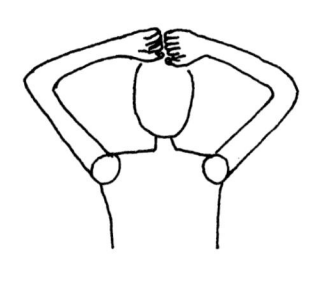

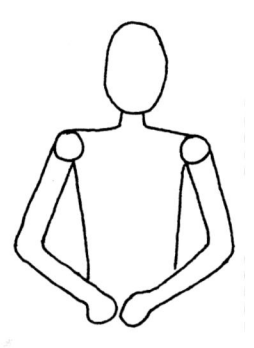

Vervain

Ich will der erste und beste sein. Ich weiß alles am besten und teile dies auch meinen Mitmenschen mit. Ich bin sehr gerecht. Ich vertrage keine Ungerechtigkeit, auch bei anderen nicht. Ich werde immer den Schwächeren beistehen. Ich habe den inneren Auftrag, alles zum Besten zu verändern, alles zu missionieren. In Unordnung bringe ich Ordnung nach meinen Vorstellungen. Ich habe viel Energie, doch leide ich unter Anspannung und Verkrampfungen, fühle mich unter Druck gesetzt. Streß verfolgt mich Tag und Nacht. Das Eisenkraut ist sehr stark und transformiert meinen Willen und meine hohen Ideale in Mäßigkeit. Ich beginne ausgleichend zu wirken und nicht alles so streng zu nehmen. Ich lerne meine Lebensansichten anzubieten und niemanden zu drängen, sich danach zu richten. Ich habe ein offenes, warmes Herz mit Verständnis und bin geduldig und hilfreich.

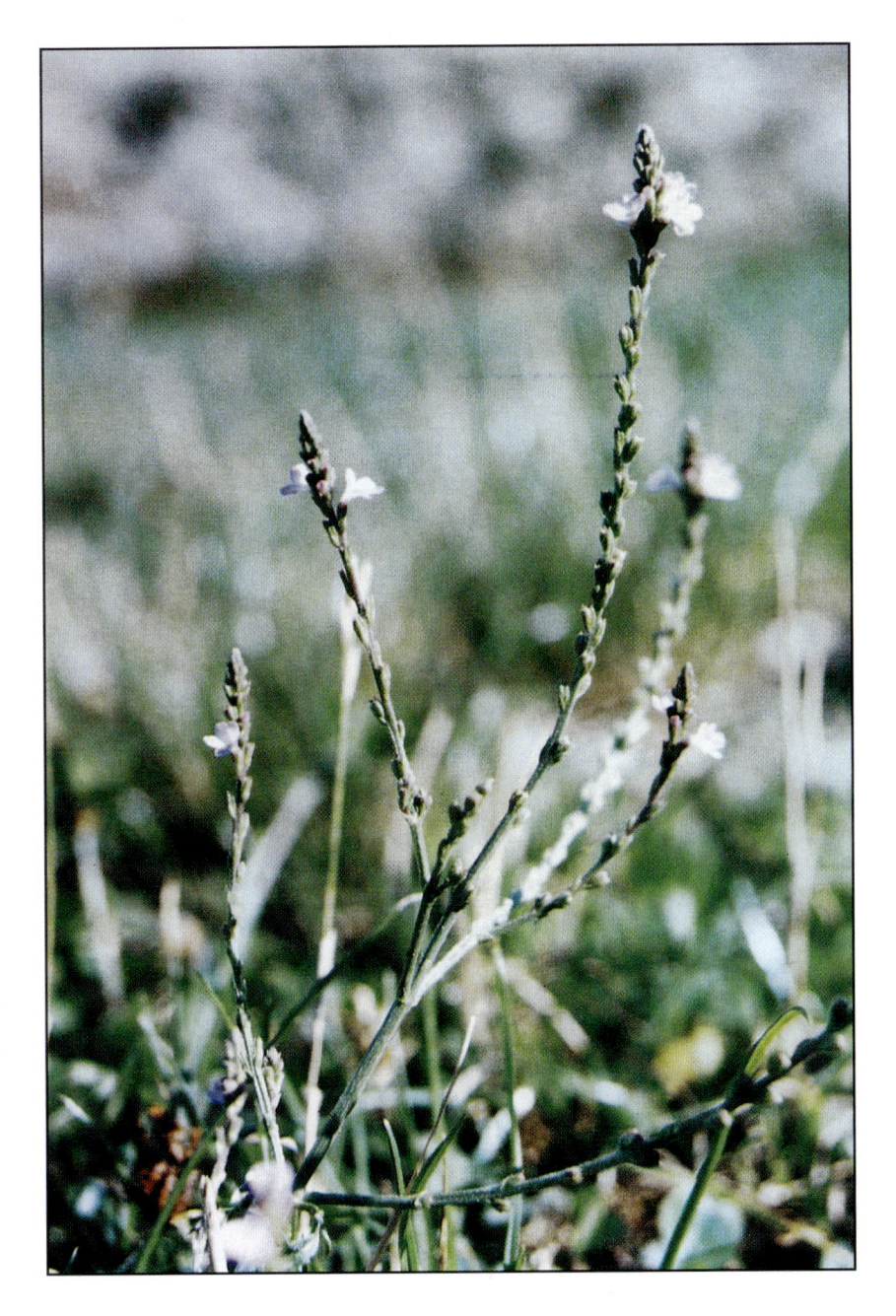

31. Vervain – Eisenkraut

Blütenpotential:

Positiver Zustand: Man kann seine Energie freundlich und liebevoll einsetzen. Man billigt anderen Menschen ihre Meinung zu.
Negativer Zustand: Die schlecht eingesetzte Energie verursacht Streß und Verkrampfungen. Man ist überaktiv und übereifrig und versucht anderen den eigenen Willen aufzudrängen.

Körperarbeit:
Durch Ruhe zu Energie

„Die meditative Ruhe-Atmung" im Sitzen oder Liegen

Ausführung:
Ziehe Dich in einen abgedunkelten Raum zurück und veranlasse, daß Du nicht gestört wirst. Lasse Dein Herz und Deinen Körper still werden, beruhige Deine Atmung, entspanne Dich und schließe Deine Augen. Die Augäpfel richte zur Nasenwurzel. Lasse Deine Atemzüge immer feiner und länger werden. Lenke Deine Aufmerksamkeit auf Stille, Leichtigkeit, Weichheit und Inaktivität. Das erreichst Du, indem Du alle Deine Muskeln entspannst und Verspannungen löst. Du wirst spüren, wie Dein Körper in sanfte Schwingung gerät. Du fühlst Wärme im Unterbauch, die sich bis zu den Fußsohlen ausdehnt und dann den ganzen Körper erfaßt.
Dein Körper dehnt und dehnt sich aus, bis er das Zimmer, die Stadt und schließlich das ganze Universum auszufüllen

scheint. Du wächst über alle Grenzen hinaus und erlebst vollkommene Stille. Denke: *„Ich bin mit Gott und dem All verbunden und genieße das Fließen."*

Wirkung:
Durch das Üben erlangst Du seelische Ausgeglichenheit und körperliches Wohlbefinden. Gegen Herzrhythmusstörungen und gegen Schlafstörungen.

Übe vor allem am Abend und immer wenn Du es brauchst.

Die tiefe Ruhe dauert.
Sie ist die Mutter alles Todlosen.
Auf ihrer Bewegung beruht die Werdung
Himmels und der Erden.
Die tiefe Ruhe ist Bewegung in sich selbst.

(Tao Te King)

Vine

Es ist langweilig brav zu sein, so bin ich schlimm. Es gefällt mir, schlimm zu sein. Ich streite gerne und es gefällt mir zu streiten. Ich liebe den Kampf und liebe es, mächtig zu sein. Das ist meine Art der Zuwendung. Dann frage ich mich, warum mich niemand leiden mag! Mit dieser Art zu sein, stoße ich überall auf Ablehnung. Die Blütenenergie der Weinrebe löst in mir die Zwänge auf, die mich beherrschen. Ich bin frei! Meine Energien verwende ich, um liebevoll der Menschheit zu dienen. Ich respektiere den anderen, bin beugsam, locker und flexibel. Meine zerstörerischen, tyrannischen Kräfte verwandelt die Blüte in Frieden und Sanftmut. Meine Fähigkeiten weiß ich zum Guten einzusetzen und erneuere in diesem Sinn mein Selbstbildnis.

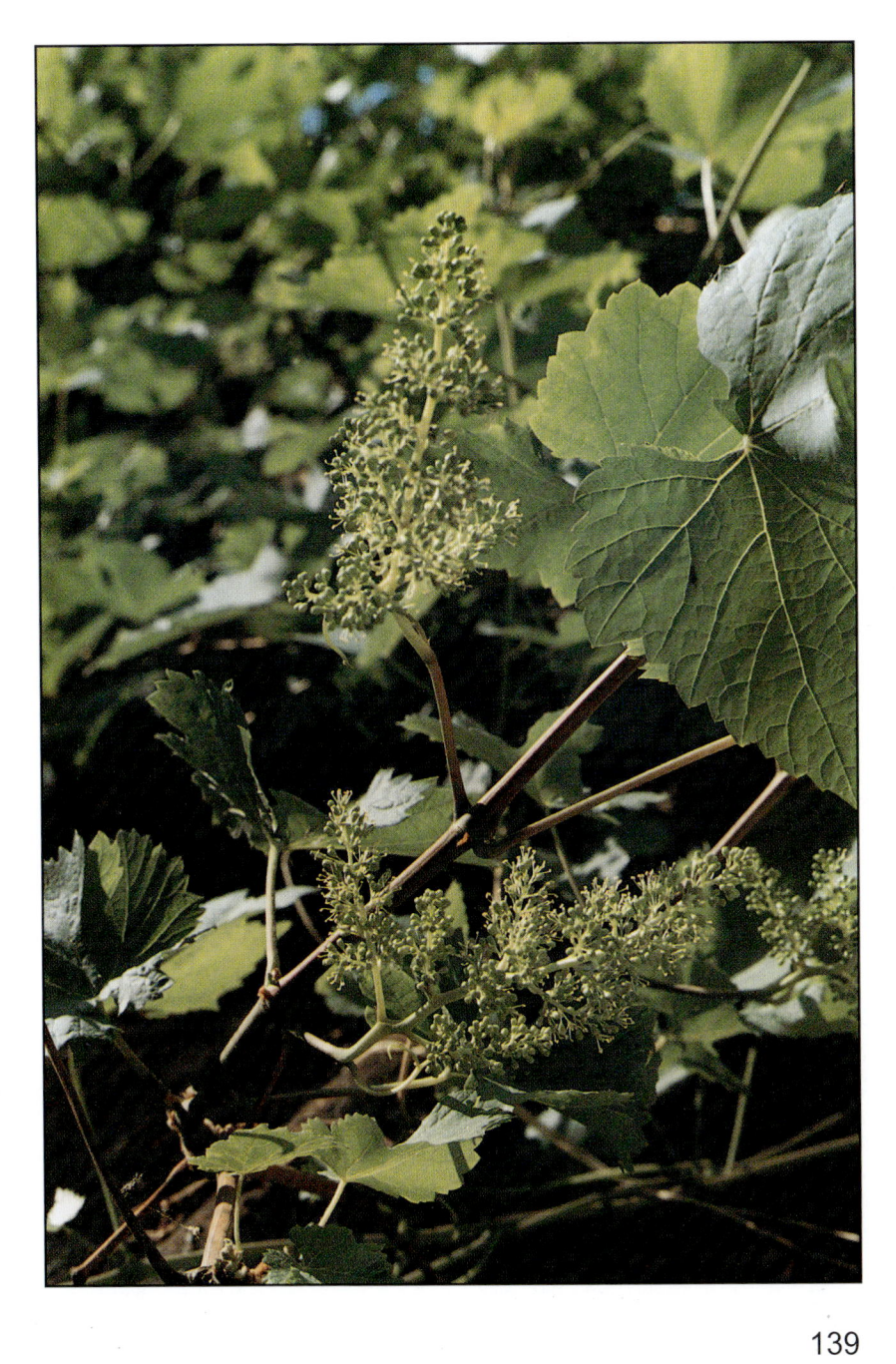

32. Vine – Weinrebe

Blütenpotential:

Positiver Zustand: Positive Führungspersönlichkeit. Man führt andere so, daß sie die Möglichkeit haben, ihre Individualität selbst entwickeln zu können.
Negativer Zustand: Zwanghaftes Verhalten sich selbst und anderen gegenüber. Allein die Erscheinung der Person erweckt Furcht, die ausgenützt wird, um andere zu beherrschen.

Körperarbeit:
Sich beugen und flexibel sein

„Drachenschwimmen", dreifache Kreise

Ausführung:
Die Übung ist sehr einfach zu machen, aber sehr schwer zu beschreiben. Stehe aufrecht, die Beine sind geschlossen, die Füße parallel, die Knie sind locker. Lächle in Dich hinein. Hebe nun die Arme und falte die Hände in Brusthöhe. Stelle Dir nun vor, daß Du vor Deinem Körper drei Kreise bildest, die nach Art einer dreifachen Acht verbunden sind, die Du mit Deinen Händen nachfährst. Dazu knickst Du die zusammengefalteten Hände nach links, führst sie im Bogen über Deinen Kopf nach rechts. Nun in Halshöhe nach links wechseln, in Magenhöhe wieder nach rechts. Im Bogen in Kniehöhe kommen, unten in der Mitte die Handstellung wechseln. (Jetzt rechte Handfläche oben.) Im Bogen nach links, in Magenhöhe nach rechts, in Halshöhe nach links

kommen und von vorne beginnen. Führe die Kreise acht mal aus.
Also noch einmal in kurzer Version: Hände nach links knicken, über den Kopf nach rechts, links, rechts, Mitte unten Wechsel, links, rechts, links über den Kopf usw.
<u>Beachte:</u> An den Schnittstellen der Kreise klappen die Hände um, so daß jeweils der rechte bzw. der linke Handrücken nach oben sieht. Wenn die Kreise nach unten gehen, sind die Handseiten der kleinen Finger voran. Beim Hinaufkommen die Seiten der Daumen.

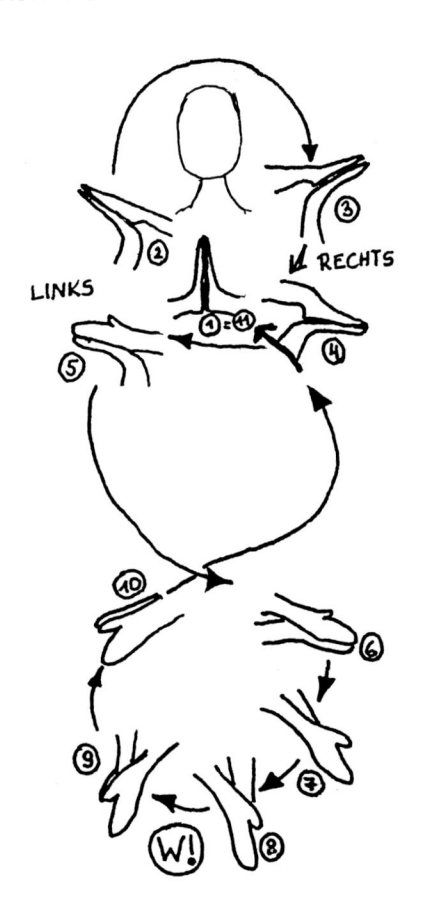

Weiche stets mit den Knien und der Hüfte gegengleich zu der Bewegung Deiner Hände aus. (Schwimme wie der chinesische Drache um alle „drei Welten".)

<u>Wirkung:</u>
Hilft bei erschlaffter Muskulatur. Durch die schlangenförmigen Bewegungen der Wirbelsäule wird die gesamte Rückenmuskulatur gestärkt und die Nierenfunktion angeregt. Schlechte Haltung wird verbessert.

Übe täglich!

Walnut

Die „Los-laß-Blüte" oder „die Blüte, die den Durchbruch schafft" läßt uns in allen Zeiten der Veränderungen nicht im Stich. Im Wechsel der Zeiten bringt sie uns Erleichterung und schützt uns vor fremden Einflüssen. Im kühlen Schatten des Walnußbaumes fühle ich mich in mir geborgen. Keine fremde Schwingung nähert sich. Selbst Insekten meiden diesen Ort. Es ist richtig, dem Seelenimpuls zu gehorchen und den Funken Gottes in unserer Seele an unseren Willen weiterzugeben, damit sich Gottes Wille durch uns ausdrücken kann.

143

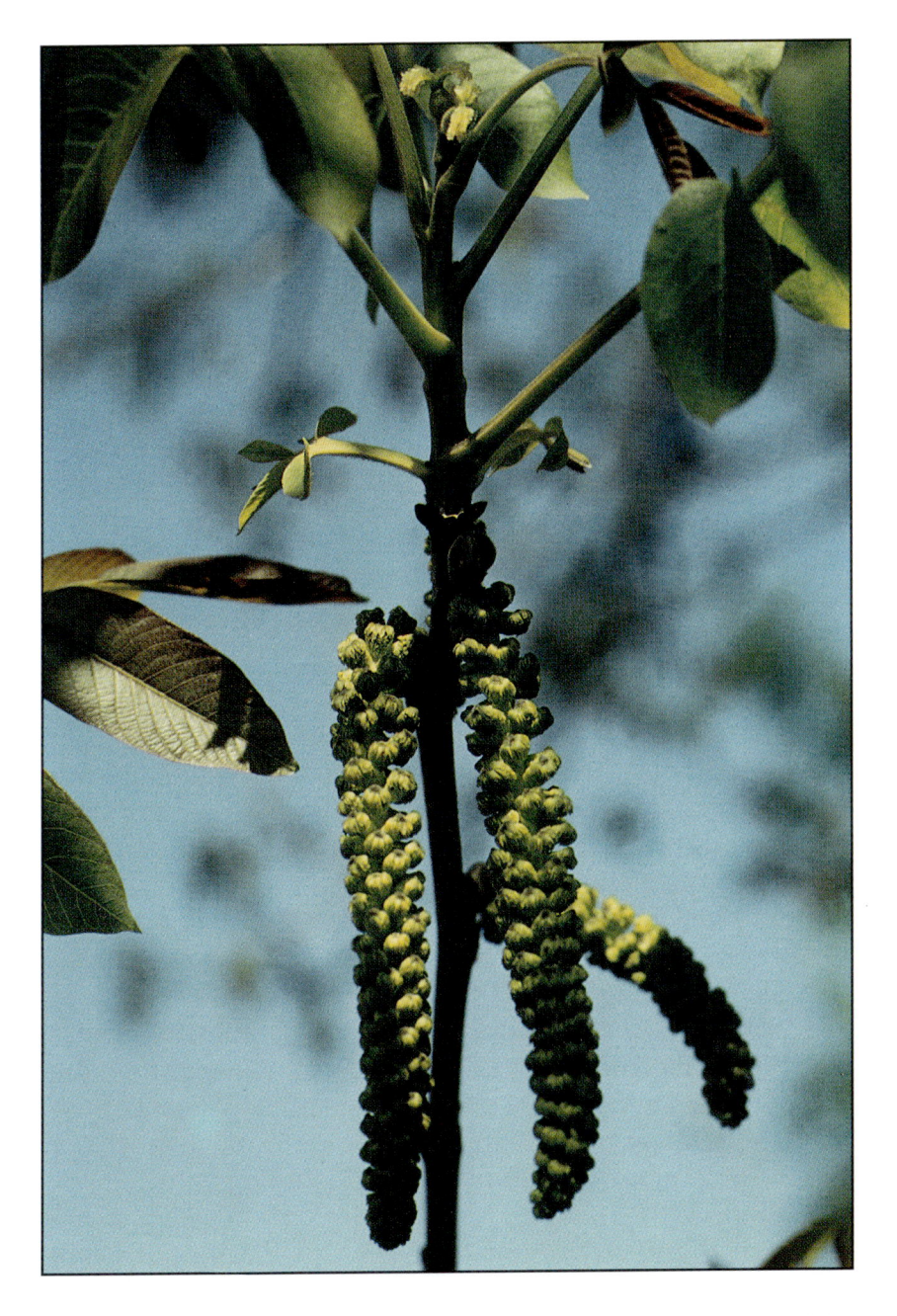

33. Walnut – Walnuß

Blütenpotential:

Positiver Zustand: Man nimmt seine eigenen Bedürfnisse wahr und läßt sich von anderen nicht beeinflussen. Auch kommt man mit Veränderungen in den Lebensabschnitten gut zurecht.
Negativer Zustand: Man ist unschlüssig, verunsichert und beeinflußbar durch andere.

<u>Körperarbeit:</u>
Energie für den Neubeginn

„**Energieweckende Vorbeugeübung**", mit Atemkontrolle

<u>Ausführung:</u>
Knie Dich mit etwas auseinander gestellten Beinen hin. Drücke mit den Knien leicht zum Boden. Richte Deinen Rücken und Dein Becken auf. Die Arme schräg nach oben anheben und strecken. Dabei durch die Nase mit heruntergezogenem Unterkiefer einatmen (chch...). Beim Ausatmen auf ein kräftiges Psch... den Oberkörper vorbeugen, dabei die Arme verschränken und die Hände auf die Schultern legen. Den Kopf zum Boden bringen, sich wieder aufrichten und wiederholen. 1–2 Minuten lang, wenn es Dir angenehm ist. Entspanne Dich nach der Übung in Rückenlage. Atme dabei so: Gut ausatmen – leicht anhalten; einatmen – leicht anhalten. Mindestens sechs Atemzüge lang. Danach noch ca. zwei Minuten lang bei normaler Atmung ruhen.

Übe am Anfang wirklich täglich.

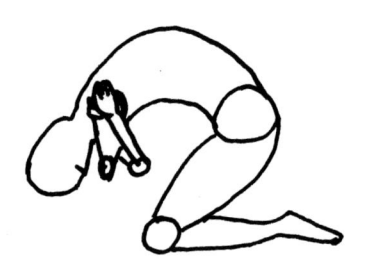

Water Violet

Ich wurzle im kühlen Wasser, im ruhig dahinfließendem Bächlein. Die Kühle durchdringt mich. Ich wirke bis nach außen hin kühl. Erhaben ist mein Blick, stolz mein aufrechter Wuchs, edel meine Gestalt. Meine vornehmen Blüten erstrahlen in lila-weißlichem Schein. Ich ziehe mich zurück in die Kühle des Wassers in heimliche, unzugängliche Gefielde. Ich gehe nicht auf die Wiese zu den anderen Gräsern und Blumen. Was soll ich im Trubel der Blüten stehen, in der Masse des Pöbels, was soll ich dort? Ich bin erwählt und wähle die Einsamkeit, die Ruhe und Stille. Ich gehe ruhig und stolz meinen Weg. Doch dann bin ich der Sumpfwasserfeder begegnet und ich habe mein Spiegelbild im ruhigen Wasser erkannt. Es öffnet sich mein Herz und überwindet die trennenden Grenzen, schließt auf, was verschlossen ist. Ich breite meine Arme aus und umarme die Welt voll Freude.

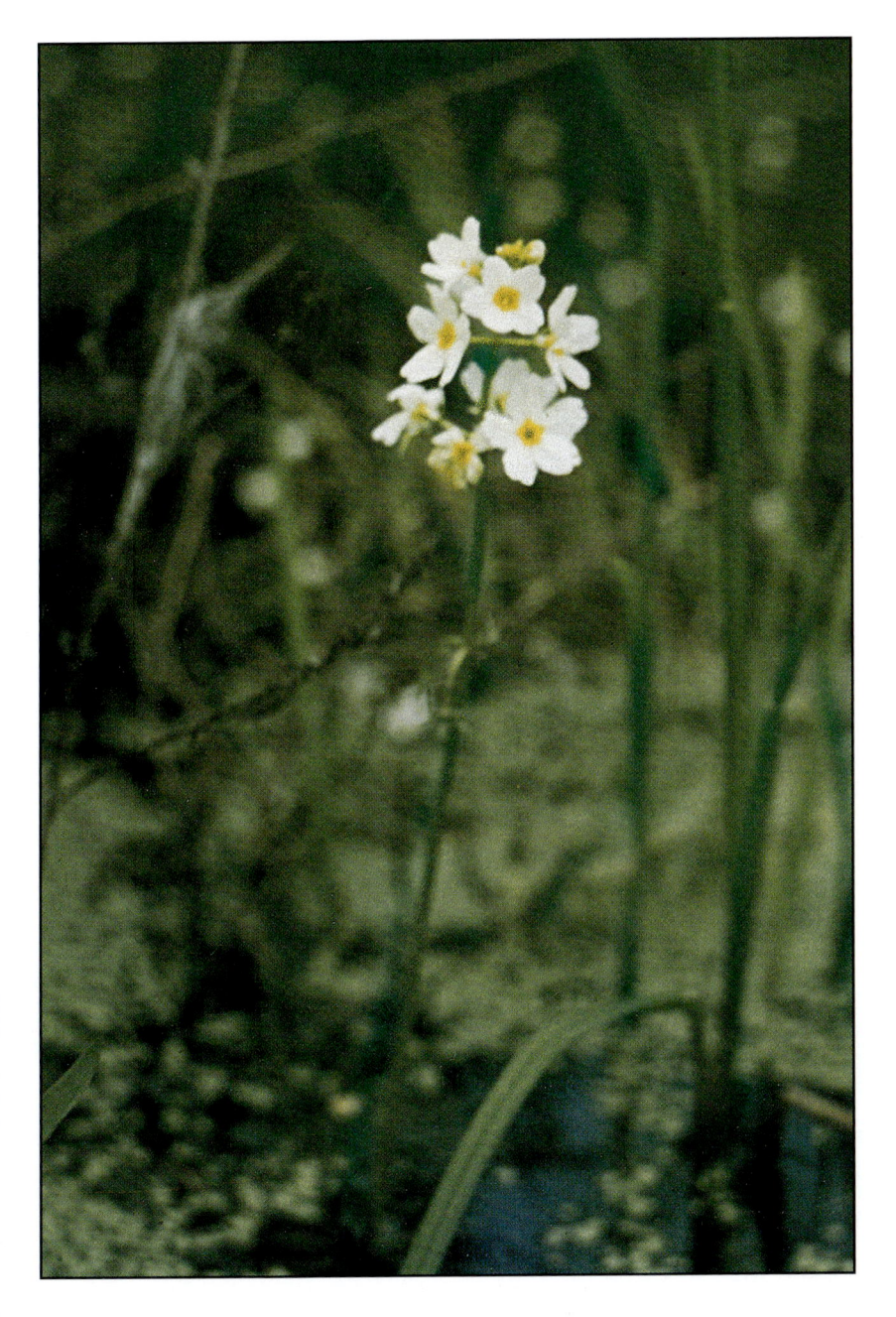

34. Water Violet – Sumpfwasserfeder

Blütenpotential:

Positiver Zustand: Man reagiert in schwierigen Situationen ruhig und hilfreich, ist demütig und weise.
Negativer Zustand: Man fühlt sich erhaben, lebt in selbst gewählter Einsamkeit und ist nicht bereit, mit anderen zu kommunizieren.

Körperarbeit:
Oben und unten verbinden

„Der Hase"

Aktivierung des Scheitelzentrums oder Kronenchakras. Dieses Chakra öffnet sich auf Deinem Scheitel, wie eine Blüte, nach oben. Das Scheitelzentrum ist das Bewußtseinszentrum der Gnade und Barmherzigkeit. Die zugeordnete Farbe ist violett.

Ausführung:
Knie Dich hin und setze Dich auf die Fersen. Lege nun Deinen Kopf vor den Knien auf den Boden und die Arme seitlich neben Deinen Körper. Die Schultern sind locker und die Handflächen schauen nach oben. Du befindest Dich in der „Blatt"-Stellung. Aus dieser ist nun leicht der „Hase" zu machen. Fasse mit den Händen die Fersen, bringe die Stirne ganz nahe zu den Knien und hebe das Gesäß an. Der Kopf rollt auf den Scheitel. So bringst Du Dein höchstes Chakra zur Erde und stellst dadurch eine Verbindung zu dieser her. Denke während der Übung: *„Ich bin."*

Bleibe ein paar Atemzüge lang in dieser Stellung. Achtung:
Wenn Du die Übung beendest, hebe den Kopf nicht an!
Bleibe noch ein wenig in der „Blatt"-Stellung und atme ruhig.
Lege Dich zur Entspannung auf den Bauch, oder in Seitlage.

Wirkung:
Der „Hase" ist eine halbe Umkehrstellung. Er durchblutet den Kopf, den Nacken, das Gesicht und den Hals.

Wenn Dir die Übung guttut, übe täglich.

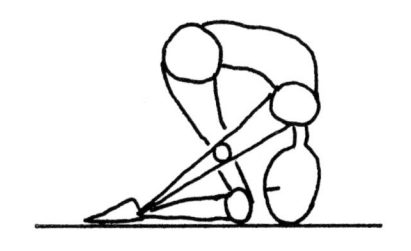

White Chestnut

Unaufhörlich kreisende Gedanken, immer wiederkehrende Gedanken und mit dem einen Problem behaftete Gedanken blockieren das Denken. Die Sehnsucht nach der Freiheit der Gedanken läßt mich zu den weißen Blütenkerzen der mächtigen Kastanie hinwenden. Werdet klar meine Gedanken, werdet rein und strebt nach Wahrheit, Ruhe und Frieden! Wie die Blütenkerzen sich emporheben und aufrecht dem Licht zustreben, so streben die Gedanken in geordneter Reinheit zu dem einen Ziel.

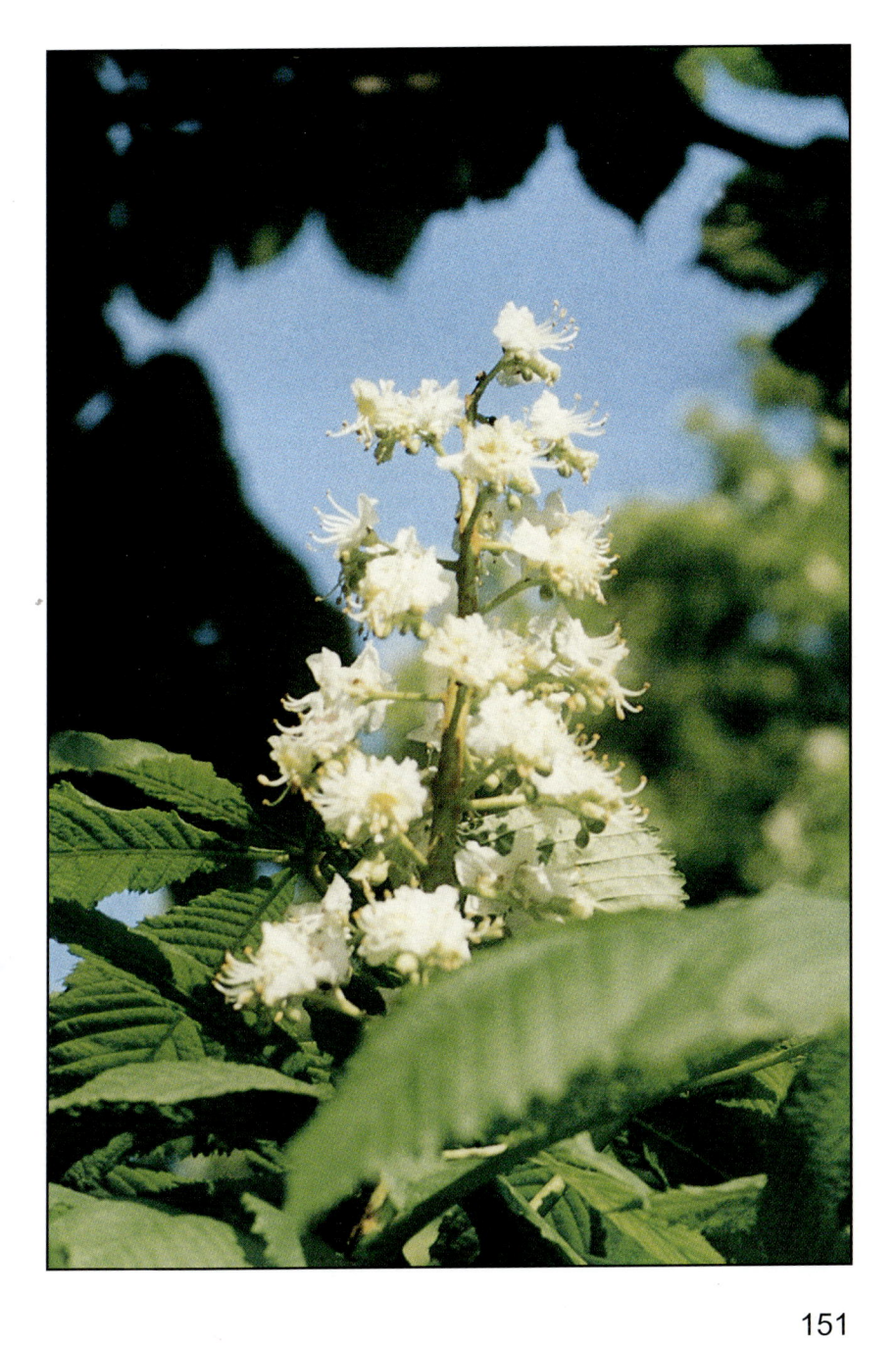

35. White Chestnut – Roßkastanie

Blütenpotential:

Positiver Zustand: Die Gedankenkraft ist klar und frei, es herrschen Ruhe und Friede.
Negativer Zustand: Falsch verstandene, unpassende Gedanken werden festgehalten.

Körperarbeit:
Gedanken loslassen

„1. und 2. Übung der 12 Diamanten", mit Vorbereitung

Vorbereitung:
a. Stelle Dich ruhig hin, spüre in Deinen Körper hinein, beobachte Deinen Atem, löse Verspannungen, besonders im Kopfbereich (Stirne, Augen Kiefer, Nacken), aber auch Schultern, Arme, Handgelenke, Bauch, Becken, Lendenwirbelsäule, Damm, Knie, Waden, Füße. Bringe nun Deine Hände langsam über den Kopf und streiche mit den Handflächen Deinen ganzen Körper ab, bis zu den Füßen und über die Füße hinaus, als ob Du Dich von unnötigem Ballast reinwaschen würdest.
b. Spüre nun in Deine Hände hinein und fange an, sie langsam auszuschütteln. Bleibe dabei ganz locker in den Handgelenken. Stelle Dir vor, alles Überflüssige wegzuschütteln. Noch einmal in den Körper hineinspüren, vom Kopf bis Fuß und wieder zurück.

Ausführung:
1. Diamant: „Den Energieraum schaffen"
Bringe beide Hände so über den Kopf, daß die Zeigefinger in

den Himmel deuten. Einige Atemzüge lang halten. Beim nächsten Einatmen den rechten Arm seitlich bis in Schulterhöhe senken, mit dem Ausatmen wieder nach oben heben. Drei bis fünfmal in diesem Rhythmus üben. Dann dasselbe mit dem linken Arm. Versuche Dir vorzustellen, daß Du mit dem intensiven Ausatmen alles losläßt, was Dich gedanklich quält.
Anschließend mit dem Ausatmen beide Arme gleichzeitig (Zeigefinger gestreckt!) im Halbkreis seitlich auf Schulterhöhe bringen. 3–5x üben. Stell Dir vor, Energieraum zu schaffen. Abschließend die Arme langsam sinken lassen und nachspüren.

2. Diamant: „Den Energieraum erweitern"
Die Arme über den Kopf bringen, die Zeigefinger deuten wieder wie zwei Antennen nach oben, einige Atemzüge lang halten. Mit dem nächsten Ausatmen (hörbar) den rechten Arm im Bogen nach vorne bringen und mit dem Einatmen wieder nach oben kommen. 3–5x üben, dann dasselbe mit dem linken Arm (den Energieraum erweitern). Beide Arme wieder nach oben bringen, einige Atemzüge lang halten und dann beide Arme gleichzeitig, beim Ausatmen, nach vorne senken. Mit dem Einatmen wieder nach oben bringen. Auch 3–5x ausführen. Abschließend beide Arme ein paar Atemzüge lang oben halten, sinken lassen und an einer beliebigen Stelle Deines Körpers zur Ruhe kommen lassen.

1. Diamant

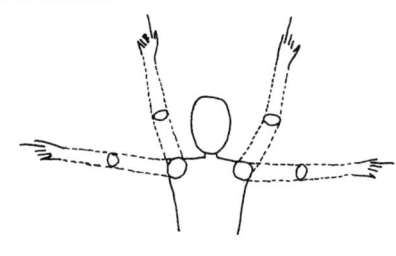

2. Diamant

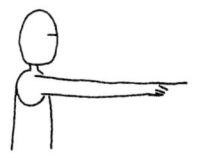

Wild Oat

Wohin soll die Reise meines Lebens führen? Der Wilde Hafer wird es dir sagen. Er lenkt Deine Gedanken zum Ziel, auch wenn es noch so weit in der Ferne liegt. Die Langeweile wird vertrieben und Du entdeckst den Lebenssinn. Deine wahre Berufung erkennst Du und weißt um die Aufgabe, die Dir im Leben gestellt ist. Viele Fähigkeiten werden Dir klar und vielleicht ist auch etwas dabei, woran Du nie gedacht hast. Du wirst nicht mehr zweifeln an Deiner Begabung. Frisch und frohgemut gehst Du an die vielfältigen Möglichkeiten und Dimensionen heran und hast Dein Leben fest im Griff.

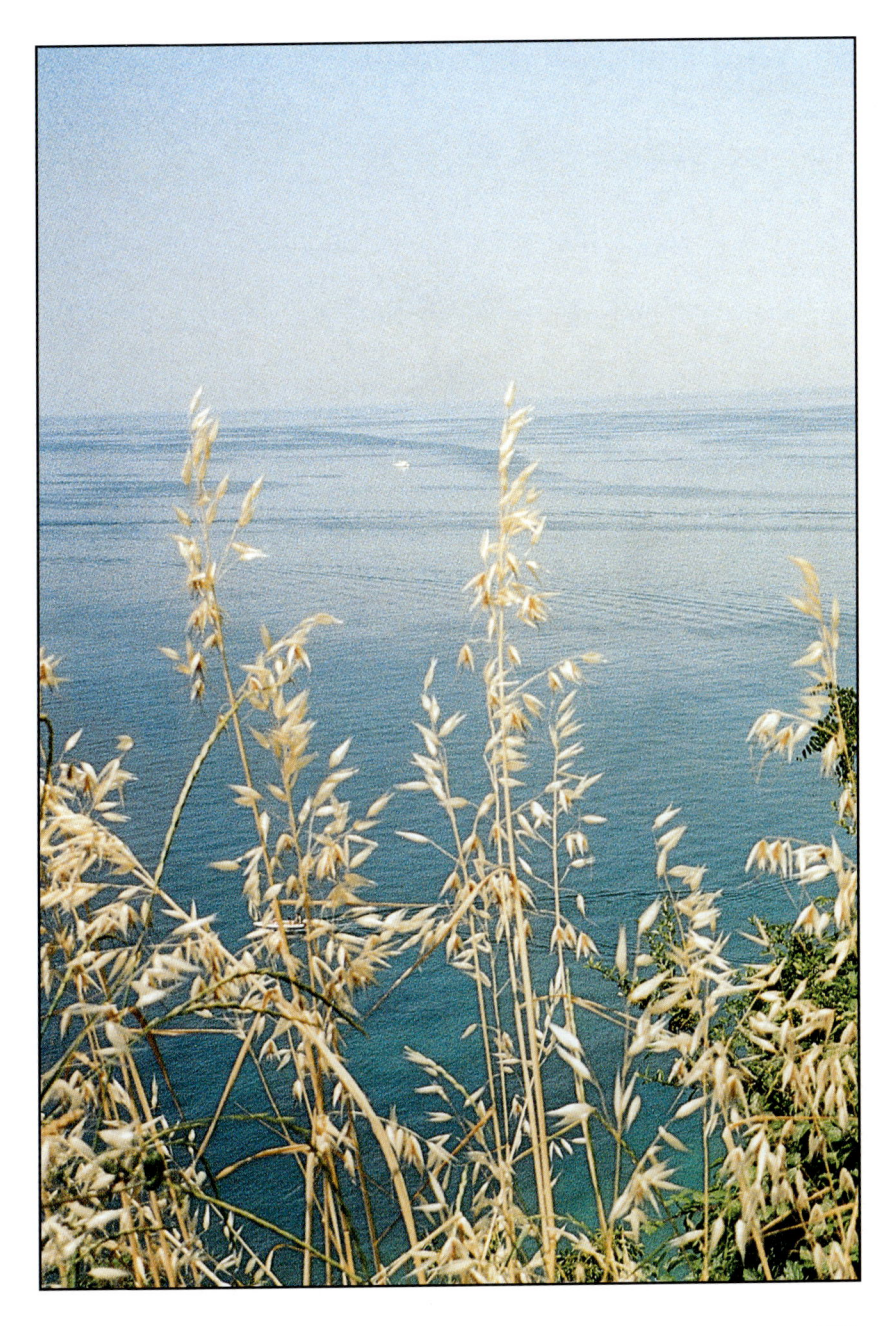

36. Wild Oat – Wilder Hafer

Blütenpotential:

Positiver Zustand: Man ist vielseitig begabt und verwirklicht seine Ziele.
Negativer Zustand: Es fehlt der Blick für das Wesentliche, man ist unerfüllt, unzufrieden und innerlich zerrissen.

Körperarbeit:
Das Ziel erreichen

„Konzentration auf die Kerze"

Ausführung:
Stelle eine angezündete Kerze vor Dir auf den Boden (für eine feuerfeste Unterlage sorgen) und nimm davor im Schneidersitz Platz. Schaue rund 2 Minuten lang in die Flamme. Schließe nun Deine Augen und presse mit den Handflächen sanft dagegen. Du siehst jetzt das Abbild der Flamme, konzentriere Dich darauf, lasse die Flamme nicht wandern oder gar verschwinden. Vielleicht siehst Du verschiedene Farben. Die Handflächen 1–2 Minuten gegen die Augen pressen. Hände auf die Knie legen und entspannen. Die Übung nur einmal ausführen, sich völlig auf das Bild der Flamme konzentrieren und sich durch nichts ablenken lassen. Verschwindet die Flamme, hole sie einfach mit geschlossenen Augen zurück und behalte sie 1–2 Minuten lang vor dem inneren Auge.

Wirkung:
Stärkung der Konzentrationsfähigkeit, der Geist wird nach innen gewendet.

Übe öfters, überhaupt dann, wenn Du Schwierigkeiten hast, die Flamme zu „halten".

Um zu erwachen,
sitze ruhig da
und laß dir von jedem Atemzug
den Geist klären
und das Herz öffnen.

(Jack Kornfield, Buddhas kleines Weisungsbuch, Knaur Verl. 1994)

Wild Rose

Irgendwann in meinem Leben habe ich resigniert. In den Gefühlen nicht angenommen, ohne Lob und Ansprache ist mein Herz fast verhungert. Ich bin nicht gut genug, so versinke ich in Lustlosigkeit und Trägheit. Sitze da und handle nicht. Was ich stets verdrängt habe, prägt diesen Zustand von Teilnahmslosigkeit und Apathie. Die Blüte der Wildrose offenbart sich mir in ihrer Form und verströmt sich durch ihren Duft und ich erwache aus tiefem seelischen Schlaf hinter der wilden Hecke der Rosen.

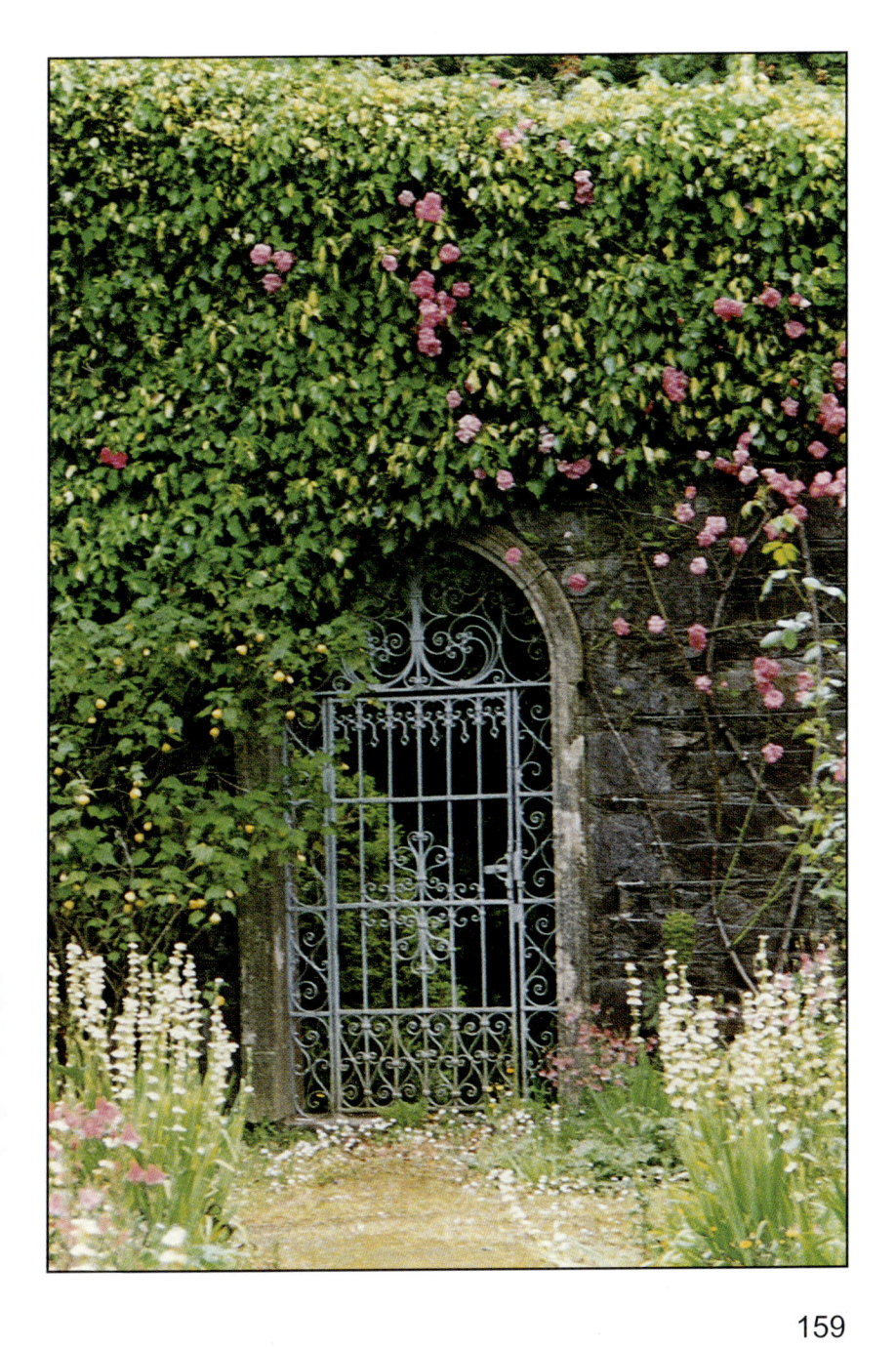

37. Wild Rose – Heckenrose

Blütenpotential:

Positiver Zustand: Man nimmt voller Freude am Leben teil, ist innerlich frei und flexibel.
Negativer Zustand: Man nimmt sich bietende Gelegenheiten nicht wahr, ist teilnahmslos und antriebslos.

Körperarbeit:
Die Lustlosigkeit durchbrechen

„3. und 4. Übung der 12 Diamanten"

Ausführung:
3. Diamant: „Dornenhecke öffnen"
Die Arme vor der Brust kreuzen, die Hände liegen auf den Schultern und die Mittelfinger üben leichten Druck aus (Deine Dornenhecke). Einatmen, dann mit hörbarem Ausatmen Knie und Oberkörper gleichzeitig beugen, dabei mit den Händen über den Brustkorb seitlich nach außen streichen. (Die Dornenhecke durchbrechen.) Mit dem Einatmen aufrichten, Arme und Hände in die Ausgangsposition zurück. 3–5x ausführen.

4. Diamant: „An den Stellen der Heiterkeit"
Jeweils die Mittelfinger beider Hände an die Punkte der Heiterkeit legen. Sie befinden sich unterhalb der Schultergelenke am oberen Brustkorb. Einige Atemzüge lang dort verweilen. Mit dem Ausatmen Knie und Oberkörper gleichzeitig beugen, die Hände beschreiben dabei einen Halbkreis nach vorne und unten. Mit dem Einatmen wieder zurück in

die Ausgangsposition. 3–5x ausführen. Dann die Finger an den Stellen der Heiterkeit ein wenig ruhen lassen. Abschließend mit dem Einatmen die Ellenbogen anheben, wie zwei Flügel, in dieser Stellung ein bißchen bleiben und mit dem Ausatmen die Arme seitlich nach unten sinken lassen und nachspüren.

3. Diamant:

4. Diamant:

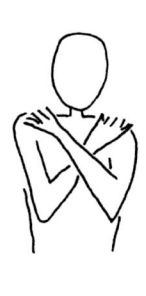

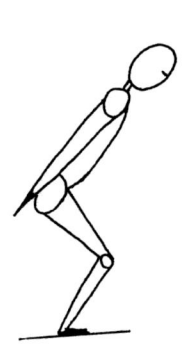

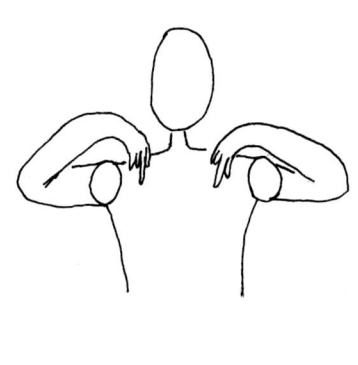

Willow

Die blühenden Kätzchen der Weide vertreiben all die grollenden Gedanken, die gestauten Sehnsüchte, die verhärteten Gefühle, den Widerwillen, . . .

Sie verwandeln die Unzufriedenheit in inneren Frieden. Sie lehren Verantwortung selbst zu tragen und alle Dinge im richtigen Verhältnis zu sehen, ein bißchen Humor und mit Freude und Offenheit der Schöpfung zu begegnen. Befreit aus der Opferhaltung kann ich mein Schicksal selbst lenken. Meine Gedanken sind voll Zuwendung und Mitgefühl. Meine Worte sind liebevoll und beruhigend. Meine Arbeit erledige ich ohne zu klagen mit Freude und Lust.

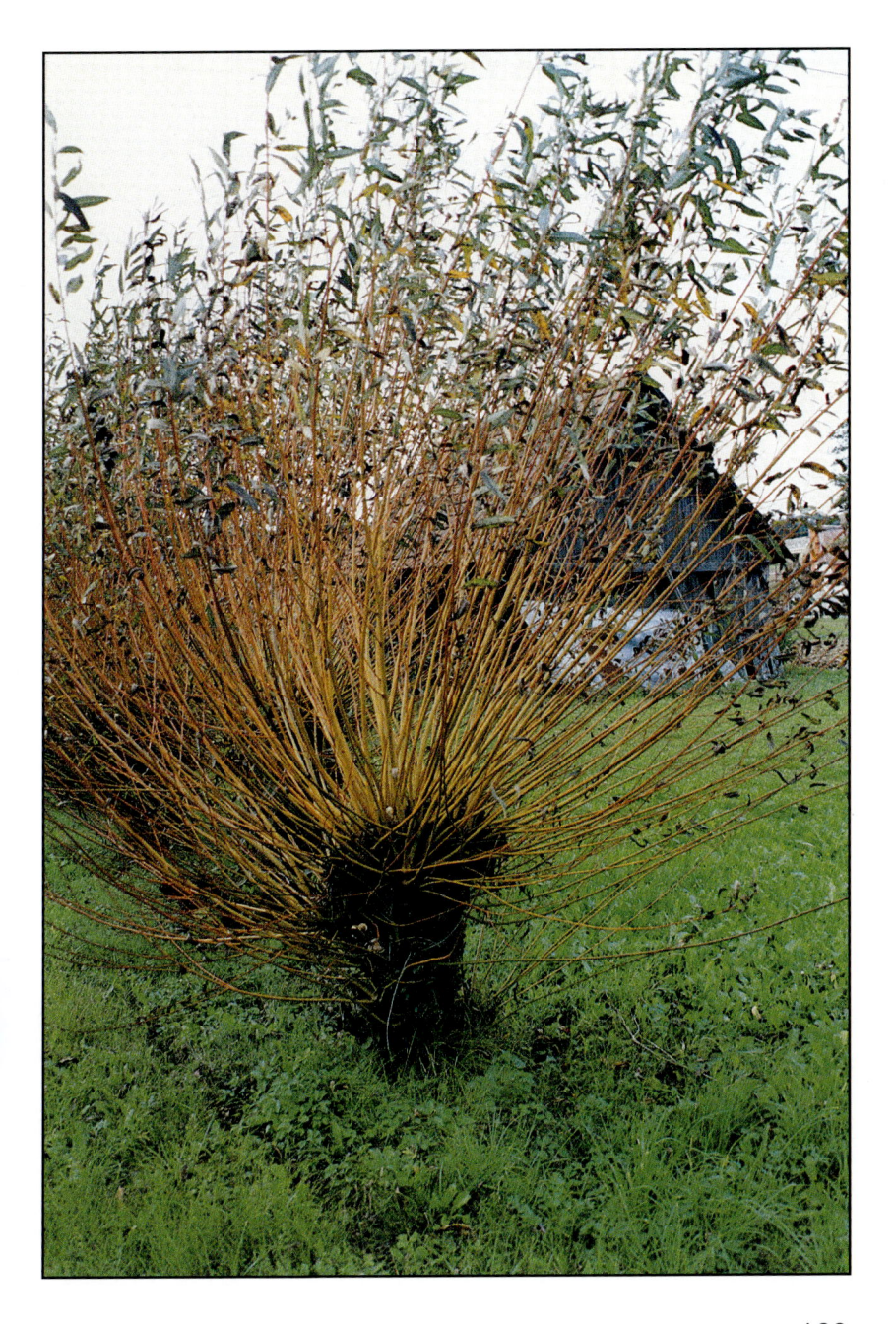

38. Willow – Gelbe Weide

Blütenpotential:

Positiver Zustand: Interesse am eigenem Leben, man steht zu seiner Lebenssituation.
Negativer Zustand: Man schiebt sein Mißgeschick auf andere, fühlt sich verfolgt und ausgenützt.

Körperarbeit:
Ich habe Rückgrat

„Katzenbuckel – Katzen-Streckung"

Ausführung:
Knie auf allen Vieren, in der sogenannten Bankstellung. Atme ein und halte Deinen Rücken ganz gerade, das heißt, Dein Kopf ist nicht im Nacken abgeknickt, sondern Deine Wirbelsäule bildet eine Gerade. Natürlich bleibt die anatomische Form erhalten (Lordose, Kyphose, Lordose). Beim Ausatmen machst Du einen Katzenbuckel, das heißt, das Kinn an die Brust bringen und den Rücken ganz rund machen. Einatmen und wieder in die gerade Haltung kommen.
Genieße die Übung und wiederhole noch ein paar Mal.
Zur Katzen-Streckung bringst Du beim Katzenbuckel zuerst das rechte Knie zur Stirne, dann das linke. Wenn Du wieder gerade kommst, streckst Du das jeweilige Bein nach hinten aus. Hebe das Bein nicht zu hoch an, damit Du nicht ein Hohlkreuz machst. Übe mit jedem Bein ein paar Mal.

Wirkung:
Stärkt den Rücken und die Arme und durchlüftet die Lunge.
Sie stärkt schlaff gewordene weibliche Organe.

Freue Dich, wie Dein Körper sich dehnt und streckt und übe,
sooft Du daran denkst.

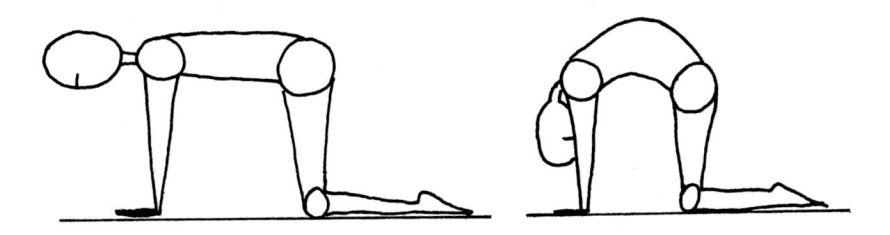

Rescue Remedy

In all meinen Nöten erlange ich mit den fünf Blüten der Notfalltropfen innere Ruhe und Harmonie. Meine Gedanken werden sanft und ich bin fähig, Situationen gelassen zu überblicken. Die Panik ist überwunden und Friede breitet sich aus. Es geschieht Ordnung in den Gefühlen. Ich nehme von der kostbaren Gabe zur Heilung der gebrochenen Seele und fühle den Trost durch die Kraft der Blüten.

167

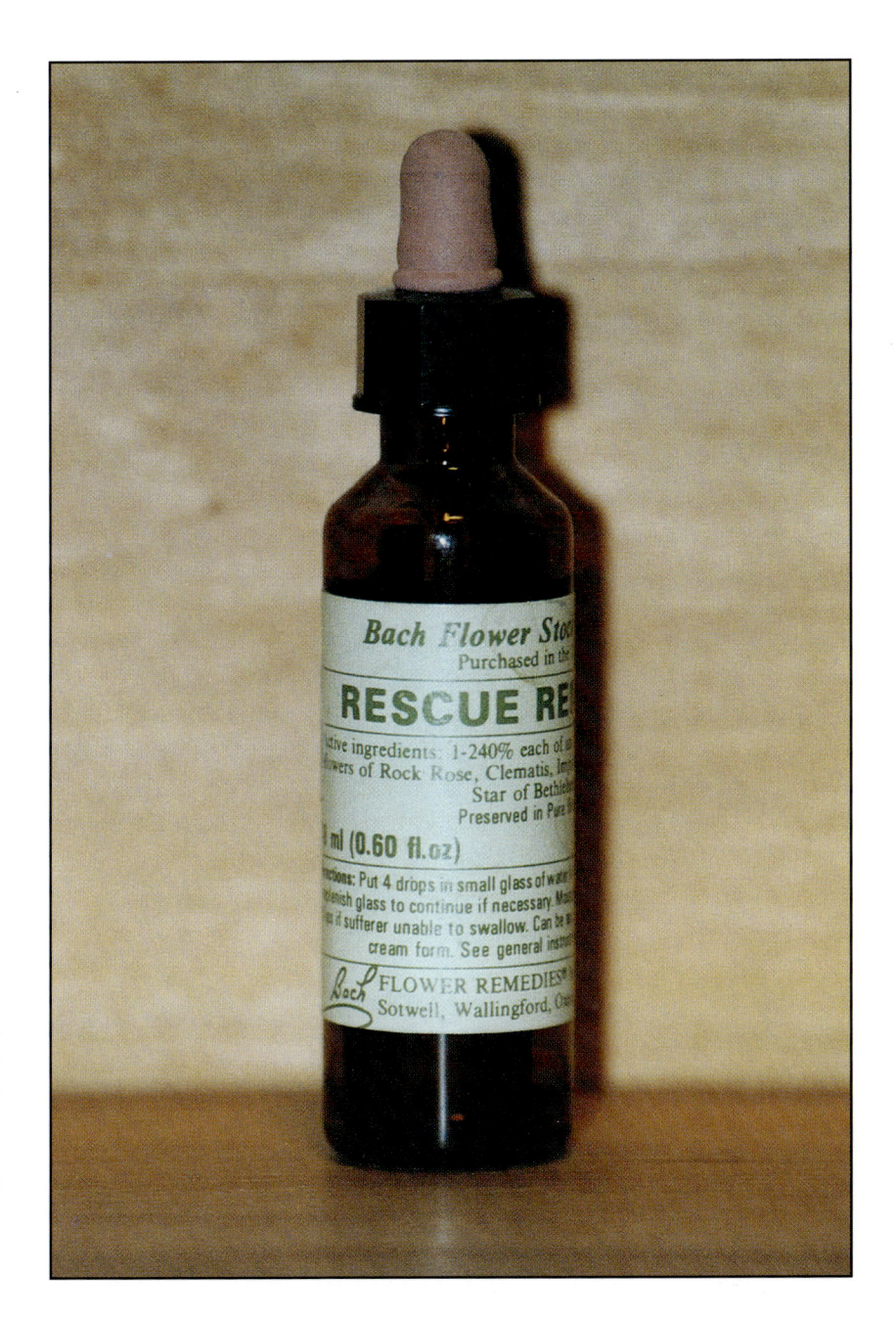

39. Rescue – Erste Hilfe oder Notfalltropfen

Blütenpotential:

Positiver Zustand: Entspannung, Gelassenheit, Auflösung von Schocks
Negativer Zustand: Einnahme bei Ärger, Aufregung, Schocks und Unfällen jeder Art.

Körperarbeit:
Gelassenheit erreichen

„Die zwölf Diamanten"

Ausführung:
Vorbereitung: Stelle Dich aufrecht hin und spüre in Deinen Körper hinein, beobachte Deinen Körper, atme ruhig und löse Verspannungen. Mit den Handflächen den ganzen Körper ausstreichen.
In die Hände spüren und langsam die Hände ausschütteln, als ob alles Überflüssige weg geschüttelt würde.

Antennen zum Kosmos

1. Diamant: „Den Energieraum schaffen"
Beide Arme über den Kopf heben; Zeigefinger schauen in den Himmel, einige Atemzüge lang halten. Den rechten Arm beim nächsten *Einatmen* seitlich gestreckt bis in Schulterhöhe senken. Mit dem *Ausatmen* wieder in die Ausgangsposition kommen. 3–5x. Dasselbe mit dem linken Arm ausführen. Abschließend beide Arme über den Kopf halten und in die Hände hineinspüren.

Dann mit dem *Ausatmen* beide Arme (Zeigefinger sind gestreckt!) seitlich auf Schulterhöhe bringen. Beim *Einatmen* wieder nach oben kommen. 3–5x. Arme langsam sinken lassen und nachspüren.

2. Diamant: „Den Energieraum erweitern"
Arme über den Kopf heben, Zeigefinger deuten wie Antennen nach oben. Einige Atemzüge lang halten. Beim nächsten *Ausatmen* (hörbar) rechten Arm nach vorne gestreckt in Schulterhöhe bringen. Mit dem Einatmen wieder nach oben strecken. 3–5x. Dasselbe mit dem linken Arm ausführen. Nun beide Arme nach oben strecken, 1–2 Atemzüge lang halten.
Mit dem nächsten Ausatmen beide Arme gleichzeitig nach vorne in Schulterhöhe senken. Beim Einatmen wieder nach oben heben. 3–5x. Abschließend die Arme ein paar Atemzüge lang oben halten. Dann die Hände an beliebige Stellen Deines Körpers legen und dort etwa eine halbe Minute lang bleiben.

Dornröschens Erwachen

3. Diamant: „Dornenhecke öffnen"
Langsam die Arme vor der Brust kreuzen, die Hände liegen leicht auf den Schultern, die Mittelfinger drücken auf die Stellen, an denen die Schultern berührt werden. Beim Ausatmen (hörbar) mit den Händen seitlich nach außen streichen, dabei Knie und Oberkörper gleichzeitig beugen. Beim Einatmen wieder aufrichten und Arme und Hände in Ausgangsposition zurück bringen. 3–5x.

4. Diamant: „An den Stellen der Heiterkeit"
Jeweils den Mittelfinger beider Hände an die Punkte der

Heiterkeit bringen. Sie befinden sich unter den Schultergelenken am oberen Brustkorb. Einige Atemzüge lang bleiben. Mit dem Ausatmen Knie und Oberkörper gleichzeitig beugen und mit den Händen einen Kreisbogen nach vorne und unten beschreiben. Beim Einatmen wieder in Ausgangsposition zurück. 3–5x üben. Abschließend die Finger an den Stellen der Heiterkeit lassen und mit dem Einatmen die Ellenbogen wie zwei Flügel seitlich nach oben bringen. In dieser Stellung etwas bleiben, mit dem Ausatmen Arme seitlich nach unten sinken lassen und nachspüren.

5. Diamant: „Den Horizont erweitern, neue Dimensionen ergründen"
Hände leicht zu Fäusten ballen, vor der Kehle zusammenführen. Daumen berühren sich und zeigen nach oben. Mit dem Einatmen Fäuste und Ellenbogen nach oben über den Kopf führen. Beim Ausatmen mit den Fäusten einen seitlichen Halbkreis nach unten beschreiben, bis diese am Bauch wieder zusammen kommen. Zurück in die Ausgangsstellung. 3–5x. Abschließend die Hände langsam nach unten sinken lassen, nachspüren.

An der Schwelle zum Königreich

6. Diamant: „Den Herzenslotus freilegen"
Fingerspitzen so zur Mitte des Brustbeines bringen, daß sich die Fingernägel leicht berühren. Einatmen; beim Ausatmen mit den Fingerspitzen in einem großen Kreis vom Brustkorb weit nach außen wegstreichen. Beim Einatmen in einem seitlichen Halbkreis nach vorne in die Ausgangsposition zurückkommen. 3–5x. Abschließend noch einige Atemzüge lang mit den Fingern am Brustbein bleiben, hinein spüren, dann Arme sinken lassen.

7. Diamant: „Das Universum hereinholen"
Mit dem Einatmen beide Arme seitlich über den Kopf bringen und einige Atemzüge lang halten. Mit dem nächsten Ausatmen zurückkommen und mit den Fingerspitzen das Brustbein berühren. 3–5x. Abschließend die Finger einige Atemzüge lang am Brustbein liegen lassen. Dann die Hände an Stellen des Körpers legen, die Dir als angenehm erscheinen.

Der menschliche Diamant zwischen Himmel und Erde

8. Diamant: „Entlang der Diamanttreppe"
Daumen und Zeigefinger so zusammenbringen, daß ein Dreieck entsteht (der Diamant). Diesen Diamanten über den Scheitel führen und dort einige Atemzüge lang bleiben. Einatmen, hörbar ausatmen, während der Diamant mit Schwung vor die Stirne kommt. Einatmen, ausatmen, der Diamant kommt jetzt vor die Kehle. In dieser Reihenfolge weiter. Vor dem Brustbein (Herzzentrum) stellt sich der Diamant waagrecht. Die Daumen zeigen zum Körper, die Handflächen zum Boden. Beim nächsten Ausatmen dreht sich der Diamant mit den Handflächen zum Solarplexus, dann zum Bauch und schließlich mit dem letzten Ausatmen zu den Genitalien. Dort bleibt er einige Atemzüge lang. Die jeweiligen Zentren entsprechen den sieben Chakren. Sie sollen in der Mitte des Diamanten liegen. An jeder Stelle kurz anhalten, während Du wieder nach oben steigst. Mit den Händen über dem Scheitel einige Atemzüge lang bleiben.

9. Diamant: „Der Diamantträger"
Hände mit dem Diamanten über dem Scheitel langsam öffnen und mit den Handflächen seitlich am Kopf, Hals, Schultern und Rumpf entlang über die Beine und Füße hinunter gleiten...

10. Diamant: „Der Diamant kehrt zur Erde zurück"
Niederknien und nochmals mit den Händen einen Diamanten formen; Handflächen liegen auf dem Boden, Stirn berührt den Boden, in der Mitte des Diamanten. Diese Stellung etwa eine halbe Minute lang halten, nachspüren.

Quantensprung ins neue Leben

11. Diamant: „Bereit für das neue Leben"
So entspannt wie möglich stehen, Arme und Hände vor den Körper halten, Handflächen zeigen nach vorne. Einige Atemzüge diese Mudra (Geste) halten.

12. Diamant: „Geben – Nehmen – Integrieren"
Beide Hände gleichzeitig nach oben bringen, Handflächen zeigen schräg nach oben, Handrücken zum Körper. Nun langsam die Hände weiter nach oben gleiten lassen, leicht zurückbeugen, so daß das Gesicht zum Himmel blickt. Einige Atemzüge in dieser Stellung verweilen. Abschließend Hände und Arme wieder langsam herunterkommen lassen, entweder in Ruhestellung oder an Stellen, an denen es Dir angenehm ist. Etwa eine Minute so bleiben.

Wieder ganz im Hier und Jetzt sein.

1. Diamant:

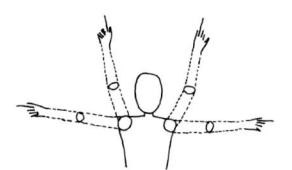

2. Diamant:

3. und 4. Diamant:

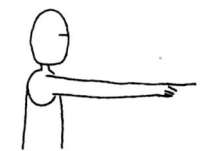

5. Diamant:

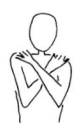

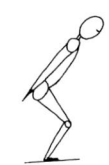

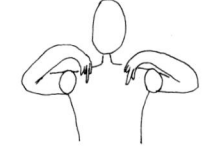

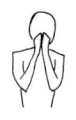

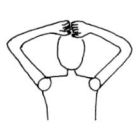

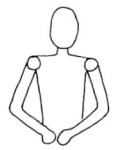

6. Diamant:

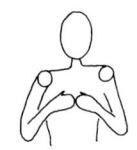

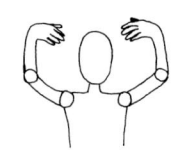

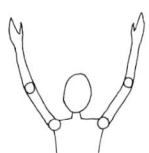

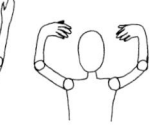

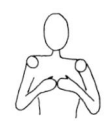

7. Diamant:

8. Diamant:

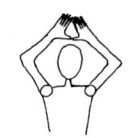

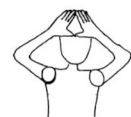

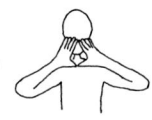

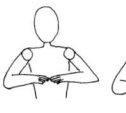

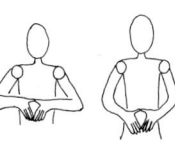

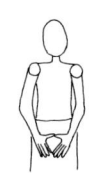

10. Diamant:

11. Diamant:

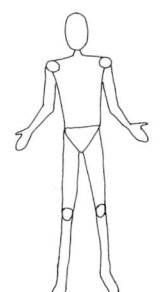

12. Diamant:

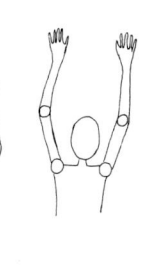

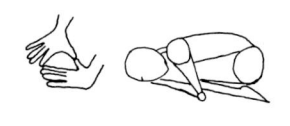

Körperarbeit

1	In die Mitte, in die Tiefe wachsen
2	Die Angst abschütteln
3	Sich öffnen
4	Stärkung des Willens
5	Hören der inneren Stimme
6	Seelenmüll loslassen
7	Mit Leichtigkeit lernen
8	Liebe verschenken
9	Wie innen, so außen
10	Ich bin rein
11	Nach unten verwurzelt sein, nach oben wachsen
12	Ich bin stark
13	Es gibt immer einen Neubeginn
14	Nehmen und geben
15	Die Liebe fühlen
16	Zurückschauen, doch wieder nach vorne drehen
17	Frische steigt auf
18	Anspannung locker lassen
19	Der Anforderung gewachsen sein
20	Ich bin mutig
21	Bewußtsein verändern
22	Druck lösen
23	Lebenskraft steigern
24	Alles Sein ist Liebe
25	Freiraum lassen
26	Die eigene Kraft beschützen

27	Es fließen lassen
28	Bewegen statt schwanken
29	Harmonie und Energie
30	Neues Licht sehen
31	Durch Ruhe zu Energie
32	Sich beugen und flexibel sein
33	Energie für den Neubeginn
34	Oben und unten verbinden
35	Gedanken loslassen
36	Das Ziel erreichen
37	Die Lustlosigkeit durchbrechen
38	Ich habe Rückgrat
39	Gelassenheit erreichen

Literaturverzeichnis:

1. Barnett M. – Magyarosy M.A., Der menschliche Diamant, 1991, Integral Verlag
2. Gillessen B. u. W., Erfahrungen mit den 5 „Tibetern", 1993, Integral Verlag
3. Hackl M., Hui Chun Gong, 1992, Hugendubel Verlag
4. Hittleman R., Yoga, 1975, Mosaik Verlag
5. Hulke W.M., Das Farben Energiebuch, 1993, Windpferd Verlag
6. Isbert Dr. O.A., Yoga-Sadhana, 1982, Selbstverlag
7. Kelder P., Die Fünf „Tibeter", 1991, Integral Verlag
8. Spachtholz B., Yoga für jedermann, 1988, MVG
9. Till M., Die Heilkraft des Atems, 1989, Goldmann Verlag
10. Zebroff K., Yoga für jeden, 1975, Fischer Verlag

Bildnachweis:

Bach-Blüten-Institut Mechthild Scheffer, Hamburg–Zürich–Wien (Foto: Andreas Bock, Hamburg): 121
Botanisches Institut der Universität Graz: 21, 53, 77, 143
Dipl.Dolm. Ingrid Glössl, Hausmannstätten: 65, 73
Univ.Prof. Dr. Helmut Hartl, Klagenfurt: Einband, 13, 25, 81, 97, 147
Heide Hurmer, Graz: 17, 33, 45, 49, 61, 93, 101, 105, 109, 116, 155, 159, 163
Mag. Thomas Hurmer, Graz: 85, 125, 167
Heidemarie Seebacher-Uxa, Graz: 29, 89, 131, 139
Rolf Thilenius, El Hierro, Islas Canarias: 37, 41, 57, 69, 113, 151
Dr. Helmut Zwander, Naturwissenschaftlicher Verein, Klagenfurt: 135